概説

生命倫理学

三重野 雄太郎　秋葉 峻介　編著

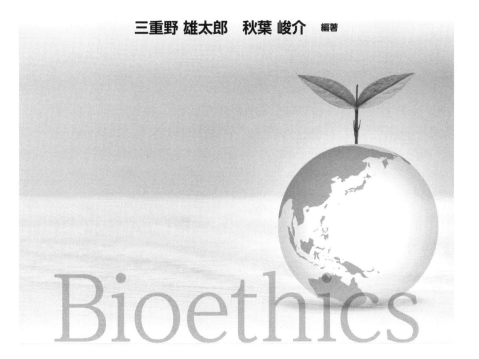

大学教育出版

まえがき

「楽しい／面白い生命倫理の授業というのは存在するのだろうか？」

数年前に、このような趣旨のことを学生に質問されたことがある。その時より、この問いについて常に考えてきた。たしかに、生命倫理学が扱う内容は、当然だが人の生死に関わる問題であって、「重い」テーマである。その学生が言っていたように、「人の生死に関わるような問題について考えるのはしんどいから、よくわからないままにしておきたいという人もいると思う」というのももっともである。そうした意味では、「面白おかしい」生命倫理の授業というのは、あり得ないことになろう。

しかし、「しんどい」から考えなくて良いのだろうか？「しんどい」かもしれないけれど、だからこそ、少しでも多くの学生に生命倫理に関心を持ってもらうにはどうすれば良いだろうか？

自身／パートナーが中絶するかどうか選択する、親の最期をどう看取るか意思決定しなければならない、親族が生体間移植を必要としていて、自身がドナー候補になった、などといった事態は、誰にでも起こりうる。生命倫理の問題は、誰が当事者になってもおかしくないものである。

「一人でも多くの学生に、生命倫理で扱う問題に関心・当事者意識を持ってもらいたい。生命倫理学の『楽しさ／面白さ』と扱うテーマの『大切さ』を実感してもらえるようなテキストを作りたい！」

このような思いで本書に取り組んだ。多くの方々に本書を手に取っていただけるように、まずは、読者に伝わりやすい記述を目指した。また、ミトコンドリア置換などといった最先端の問題もしっかりと取り上げること、（生命科学は日進月歩であるがゆえに、生命倫理学は、日々目まぐるしく状況が変化するような問題を扱う分野であるため）最新の動向を扱うことを心がけた。そうすることで、医師・看護師をはじめとした医療専門職を目指す学生向けの授業から、一般教養の授業まで、多くの学校におけるさまざまな授業で活用していただけるテキストに仕上げたいと考えてきた。また、生命倫理に関わるテーマに

ついて、読者の皆さんにしっかりと考えて、ご自身の考えを持っていただきたいという思いから、本書で扱うテーマをめぐって、何が問題なのか、どのような点が議論の的になっているのか、それについてどのような議論がなされているのか、を明確に示すことを目指した。

　生命倫理学は、人の命・尊厳・権利などといったような私たちにとって本当に大切な、かけがえのないものが、誰についてもしっかりと守られ、誰もが幸せに生きることのできる社会を実現させるための学問である。また、さまざまな価値観の対立が生じる学問分野でもある。このような分野を学ぶ中で、難解な、「しんどい」テーマについて深く考える、他者と議論などする中で、さまざまな視点・価値観に触れる、などといったことは、（学問的に）本当に「楽しい／面白い」ことではなかろうか？

　多くの方々に生命倫理学の魅力を少しでも知っていただくこと、および生命倫理の問題をめぐる社会的議論の活発化に、もしも本書が少しでも貢献することができれば、編者としては望外の喜びである。なお、（あいにく本文への反映は叶わなかったが、）本書刊行直前の 2025 年 2 月、精子・卵子提供（第 8 章参照）に関するルールを定めた特定生殖医療法案が国会に提出された。生命倫理の問題をめぐっては、日々、さまざまな社会的動きがあり、また、次々に新たな問題が生じている。ぜひ、日頃から生命倫理に関わるニュース・時事問題にアンテナを張って、最新の動向をフォローして頂きたい。

　最後に、（株）大学教育出版の佐藤宏計氏には、生命倫理学テキスト出版のお誘いをいただき、本書の企画段階から多大なご尽力を賜った。同氏に深謝の意を表したい。

編者を代表して

2025 年 2 月

三重野　雄太郎

概説　生命倫理学

目　次

まえがき ……………………………………………………………………… i

第1章　生命倫理の歴史と基礎　吉田修馬 …………………………… 1
はじめに　1
1. 生命倫理とは　1
2. 生命倫理の成立　4
3. 生命倫理の原則や理念　8
4. 倫理理論　11
おわりに　14

第2章　インフォームド・コンセントと意思決定　秋葉峻介 ………… 15
はじめに　15
1. インフォームド・コンセントとは何か　15
2. 日本におけるインフォームド・コンセント　22
3. インフォームド・コンセントの限界と展開　24
おわりに　30

第3章　研究倫理　脇之薗真理 ………………………………………… 33
はじめに　33
1. 研究倫理とは　33
2. ニュルンベルク綱領とヘルシンキ宣言　34
3. 戦後アメリカの研究規制　35
4. 診療と研究の境界　36
5. 基本的倫理原則とその応用　37
6. 日本における研究倫理上の問題　41
7. 日本における研究規制　43
8. 倫理審査委員会と研究実施までの手続き　44
9. 研究公正（research integrity）　44
10. 研究者の社会に対する責任　46

おわりに　47

第4章　臨床倫理――臨床実践上の諸問題への向き合い方　秋葉峻介 …… 49
　　はじめに　49
　1. 臨床倫理（学）とは何か　49
　2. 本人にとっての最善の利益を考える仕組み　51
　3. 事例検討の方法論　55
　　おわりに　63

第5章　安楽死・尊厳死・医師による自殺幇助　鍾宜錚 …………………… 65
　　はじめに　65
　1. 安楽死、尊厳死、医師による自殺幇助――定義と分類　65
　2. 尊厳死に関する国内外の動向　67
　3. 安楽死に関する国内外の動向　70
　4. 医師による自殺幇助に関する海外の動向　74
　5. 持続的な深い鎮静をめぐる議論　75
　6. 安楽死と自殺幇助の倫理的課題　77
　　おわりに　79

第6章　脳死・臓器移植　神馬幸一 ………………………………………… 81
　　はじめに　81
　1. 過去の経緯　82
　2. 現在の状況　87
　3. 将来の展望　91

第7章　生体間移植・臓器売買　宍戸圭介 ………………………………… 95
　　はじめに　95
　1. 生体間移植について　96
　2. 生体間移植のルール　100

3．臓器売買について　103
おわりに　107

第8章　人工授精・代理出産・卵子提供　吉田一史美 …………… 109
はじめに　109
1．人工授精　109
2．体外受精　113
3．代理出産　115
4．卵子提供　120
おわりに　123

第9章　人工妊娠中絶・出生前診断・着床前診断　川﨑優 ………… 125
はじめに　125
1．人工妊娠中絶　125
2．出生前診断　129
3．着床前診断　134
おわりに　137

第10章　先端医療　三重野雄太郎 ………………………………… 139
はじめに　139
1．再生医療　139
2．ゲノム編集　144
3．ミトコンドリア置換　151
おわりに　155

第11章　子宮移植　三重野雄太郎 ………………………………… 157
はじめに　157
1．子宮移植の意義と現状　157
2．子宮移植をめぐる安全・健康面の問題　161

3．子宮移植をめぐる倫理的問題　　163
    4．その他の問題　　164
    おわりに　　167

第12章　遺伝・ゲノム医療の倫理　木矢幸孝 ……………………………… 169
    はじめに　　169
    1．ゲノム医療時代と倫理的・法的・社会的課題（ELSI）　　169
    2．遺伝・ゲノム情報をめぐって　　174
    おわりに　　180

第13章　小児医療　笹月桃子 ………………………………………………… 183
    はじめに　　183
    1．子どもをめぐる現状　　184
    2．小児医療の倫理をめぐる重要な概念・アプローチ　　188
    3．小児医療領域における倫理的な議論　　192
    おわりに　　196

第14章　精神科医療　河村裕樹 ……………………………………………… 199
    はじめに　　199
    1．精神科入院治療の倫理的課題　　200
    2．精神科外来治療の倫理的課題　　206
    おわりに　　211

索引 ……………………………………………………………………………… 213

執筆者紹介 ……………………………………………………………………… 217

第1章　生命倫理の歴史と基礎

吉田　修馬

はじめに

　本章では、生命倫理（学）の歴史と基礎について概観する。1節では生命倫理、倫理、倫理学とは何かについて確認し、生命倫理が扱う代表的なテーマを通覧する。2節では生命倫理という用語や分野がどのように成立したかの背景を振り返る。3節と4節では生命倫理上の課題について検討するための基礎となる倫理原則や倫理理論などを概説する。

1. 生命倫理とは

（1）倫理と倫理学

　生命倫理とは、端的には、生命に関する倫理的な探求である。より具体的には、生命科学や医学や医療技術の発展にともなって、新たに生じる倫理的な課題について、倫理学の方法に基づきつつ、学際的に考察する分野である。

　倫理とは、もともとは社会の秩序や道理のことである。現代の倫理学が扱う意味での「倫理」には、主に、人間が社会において守るべきルール、人間の理想の生き方、善悪や正／不正の判断基準といった意味がある。そのような倫理についての哲学的な探求が「倫理学」である。倫理学は、倫理に関する考え方や実際のルールが、本当に妥当な理由や根拠をもって成り立っているのかどうかについて、筋道を立てて根本的に検討する。生命倫理に関する議論において

も、人間の生き方や社会のルールや物事の善悪が問題になるので、その議論や判断の理由や根拠について筋道を立てて考えることが重要である。

　倫理学には、善悪や正／不正の判断基準となる原理を探求し、それに基づいて物事の善悪や正／不正を判断する「規範倫理学」という分野や、現代の多様な倫理的な課題について考察する「応用倫理学」という分野がある。応用倫理学は規範倫理学の理論や概念を用いて具体的な問題を検討し、応用倫理学の具体的な検討が規範倫理学の探求に新しい光を当てるというように、両者には相互の関連がある。生命倫理は応用倫理学の中の一分野であり、その考察において規範倫理学の議論を参照することがある。

　倫理はルールの一つであり、ルールのうちでとくに必要なものは「法律」として制定されることがある。他人に親切にするという倫理を守らないと、非難されることはあるが、通常、そのことで法的に処罰されることはない。他方で、人を殺すことは、倫理的に悪いというだけでなく、法律によって処罰される。つまり、厳しさや強制力といった点で、倫理と法律は異なる。生命倫理においては、国会が制定する法律だけでなく、行政機関や専門職団体などが定めるガイドラインや倫理綱領なども重要であり、それらを「ソフトロー」と総称する。

(2) 生命倫理の対象や関連領域

　生命科学や医学や医療技術の発展は、私たちの健康や生活の改善に大きく貢献するが、これまでになかった新しい倫理的な課題を喚起することがある。新しい科学技術をどのように利用すべきなのかという問題については、一部の専門家だけが決めれば良いというわけではなく、幅広い分野の知見を結集して、社会全体で議論して方針やルールを決めることが求められる。本書も、生命にかかわる倫理的な課題について、一人ひとりが自分で考え、社会全体で議論するための材料や枠組みを提供することを一つの目的としている。

　元来、生命倫理は幅広い問題関心から成り立っている。例えば、生命倫理が取り上げるテーマには、精神保健や公衆衛生を含む保健医療の全般に関する倫理的な課題、医療者と患者との関係をめぐる課題、医療者の専門職倫理や倫理綱領といった職業倫理と関連する課題、終末期医療や移植医療や遺伝医療や再

生医療といった特定の分野の科学技術や先端医療などと結びついた問題、保健医療制度や医療資源配分といった社会の制度に関係する問題などがある。さらに、生命倫理の問題関心の射程には、医学や生命科学や行動科学の研究、環境問題や人口問題、人間と動物の関係といったテーマも含まれる。

　つまり、生命倫理は、医療をめぐる倫理的な課題を扱う「医療倫理」、臨床の場面で生じる倫理的な課題に取り組む「臨床倫理」と重なり合うところがある。また、研究や科学技術における倫理的な課題を論じる「研究倫理」や「科学技術倫理」の中には、生命倫理の領域においても議論すべき問題がある。さらに、広く捉えれば、環境問題もまた、私たちの生命や健康に関する倫理的な課題を含んでいる。ただし、環境問題に対する倫理的な考察は、「環境倫理」という独自の分野として発達しており、本書では扱われない。

(3) 生命倫理の前史

　生命についての哲学的・倫理学的な考察という、広い意味での生命倫理は、古今東西の思想に見られる。医の倫理、医療者の職業倫理の原型になる規範も古くからある。

　興味深いことに、それぞれの文化は多様であるにもかかわらず、米国の医療倫理学者のアルバート・R・ジョンセンは、古代ギリシアや古代ローマ、ユダヤ教やキリスト教、イスラーム、古代インドやヒンドゥー教、古代中国などの生命思想や医学思想を概観した上で、医療者が備えるべき倫理についての議論には、共通する要素が見いだされることを指摘している。それは、生命への尊敬、確かな知識と技術、病者への慈愛心、私的利益の追求への戒め、患者に対する礼節、患者を身分や貧富などによって差別しないこと、といった点である。

　これらの規範や理念には、現代における生命倫理や医療専門職の倫理とも共通する考え方を見いだすこともできる。人間は誰もが傷つきやすく、だからこそ他者の助けを必要とする存在であるということは、時代や場所を超えて人類に共通する普遍的な特徴なので、それに対応して、多くの文化圏の生命倫理にも普遍的な要素が見いだされるのかもしれない。

2. 生命倫理の成立

　現代的な生命倫理は1970年前後の米国という固有の時代と場所に成立した。それでは、なぜこの時期の米国において、生命倫理という分野が登場し、生命科学や医学や医療技術に関する倫理的な検討や考察が必要とされるようになったのだろうか。以下では、現代的な生命倫理が成立した背景を振り返ってみたい。

(1) 二つの源流

　生命倫理という用語には、二つの異なる源流がある。一つは、米国の腫瘍学者のファン・レンセラー・ポッターの著書『バイオエシックス』(1971年) に示されている。その問題意識は、人口問題や環境問題に対処するには、人類が将来にわたって生存するための科学や知識が必要であり、倫理学が生物学や生態学を踏まえ、科学技術が倫理学を踏まえることで、自然科学と人文社会科学とを架橋する学際的な研究が必要だということである。ここには、現在の呼び方で言えば、「科学技術倫理」や「環境倫理」とも近い問題関心を見いだすこともできる。

　もう一つは、現代につながる生命倫理の研究機関が設立されたことに表れている。米国の倫理学者のダニエル・キャラハンらは、1969年に「ヘイスティングス・センター」という生命倫理の研究所を設立し、死をめぐる問題、行動科学、遺伝子工学、人口問題などの検討を開始した。また、オランダ出身の産科学者のアンドレ・ヘレガースらは、1971年に米国のジョージタウン大学に「生命倫理研究のためのケネディ・センター」を開設し、生殖や発達を中心に医学や科学をめぐる倫理的な問題の研究に着手した。これらの動向が、現代に続く「生命倫理」という用語のもとでの研究や実践の出発点になっている。ここには、現在の呼び方で言えば、「医療倫理」や「臨床倫理」と対応する問題関心を見いだすこともできる。

(2) 個人の権利の尊重

　現在につながる生命倫理が1970年前後の米国で成立した背景を、ここでは三つに大別して振り返っておきたい。

　一つ目の背景は、個人の権利がより尊重されるようになる社会の変化である。当時の米国では公民権運動や消費者運動が進展し、各個人の基本的な権利を平等に尊重すべきだという考えが拡大しつつあった。1962年にはケネディ大統領の特別教書で「消費者の4つの権利」が提唱され、1964年には人種差別などの解消を目指して「公民権法」が成立している。

　公民権運動や消費者運動とも関連しつつ、患者の権利を尊重する考え方や、患者をサービスの消費者として保護する考え方も広がっていった。医療者と患者との関係を、サービスの提供者と消費者との関係としてのみ捉える見方は一面的ではあるが、患者の権利を尊重する生命倫理の展開を促した側面もある。患者の権利は、米国病院協会による「患者の権利章典に関する宣言」（1973年）や世界医師会による「患者の権利に関するリスボン宣言」（1981年）などにおいて具体的に明示されることになった。

　そうして、医師が患者の利益を判断して患者は医師の判断に従う、という従来の「パターナリズム」が見直され、医療や医学研究において、患者や研究対象者が説明を理解した上で同意を与える「インフォームド・コンセント」が重視されるようになった。インフォームド・コンセントについては、本書の第2章や第3章で詳述される。

(3) 非人道的な優生政策や人体実験への反省

　二つ目の背景は、それ以前の医療や医学研究が、非人道的な優生政策や人体実験に加担してしまったことに対する反省である。進化や遺伝に関する統計的な研究が進展する中で、英国の科学者のフランシス・ゴルトンは1883年に、人間の先天的な資質の向上のための研究として、「優生学」という言葉を考案した。当時の帝国主義時代における激しい国家間競争の中で、優生学の発想は健康で優秀な労働者や兵士を増やそうとする各国の保健医療政策に導入され、「優生政策」が行われることがあった。

例えば、20世紀初頭の米国では優生学運動が活発になり、精神疾患の患者などが"望ましくない"資質を持つとされ、その生殖機能を失わせる「カリフォルニア州断種法」（1909年）などが成立した。また、米国の優生学運動は人種差別とも結びつき、白人と"劣った"異人種とが混血することを妨げる「異人種間結婚禁止法」を多くの州に成立させることになった。

　米国の優生学運動はドイツのナチス政権（1933年～1945年）の優生政策にも影響を与えた。そこでは、推計で約20～40万人の遺伝性疾患や精神疾患の患者などが生殖機能を喪失させられ、約7万人の障害者などが"生きるに値しない命"だと一方的に断定されて殺害され、強制収容所では非人道的な人体実験によって多数のユダヤ人などが殺害された。

　ナチス政権下での非人道的な人体実験などにかかわった医師に対する「ニュルンベルク医師裁判」で提示された「ニュルンベルク綱領」（1947年）は、研究対象者の自発的な同意など現代の「研究倫理」の原型となる考え方を含んでいる。その考え方は、世界医師会による「ヘルシンキ宣言」（1964年）などにも継承されている。

　しかし、非倫理的な人体実験は、すぐになくなったわけではなかった。米国の麻酔科医のヘンリー・ビーチャーは1966年の論文において、著名な学術誌に掲載された医学論文に、研究対象者への説明が不十分な研究や、研究対象者を不必要な危険にさらす研究が含まれていることを指摘して、大きな反響を呼んだ。さらに、1972年には、米国の公衆衛生局が1932年からアフリカ系男性を対象にして、治療と詐称して梅毒の経過観察実験を行い、治療法の確立後も治療を行っていなかった「タスキギー梅毒事件」が発覚し、大きな社会問題になった。

　米国では、連邦レベルで医学実験に対する法的な規制を行うべきだという議論が高まり、その結果として「国家研究法」（1974年）が成立し、研究対象者の権利や福祉を保護するための規制を議論する「生物医学および行動科学における研究対象者保護のための国家委員会」（1974年～1978年）が設置された。同委員会の報告書の中でとくに重要なものが「ベルモント・レポート」（1979年）である。以上のような生命倫理のうちの「研究倫理」の側面の具体

的な内容については、本書の第3章で詳述される。

(4) 科学技術の発展への対応

三つ目の背景は、生命科学や医学や医療技術の急速な発展にともなって、新たに生じた倫理的な課題への対応である。六つの代表的な事例について概観しておきたい。

第一は、透析治療の優先順位の問題である。1960年代初頭に透析機器が改良され、1962年には慢性腎臓病の患者に対する人工透析治療が可能になった。しかし、設備や費用の点から、当初は治療可能な患者数がごく限られており、誰の生命を救うべきなのかという深刻な問題が生じた。その選択を委ねられた非専門家の市民7人（この他、議決権を持たない2名の医師もアドバイザー・進行役として参加）による委員会は、主に社会への貢献といった観点から患者の選抜を行った。これらの経緯が報道され、委員会は患者の生死を決定する「神の委員会」と呼ばれ、広範な反応を引き起こすことになった。

第二は、終末期医療や死をめぐる問題である。1970年前後には、人工呼吸療法などの生命維持治療の普及が進み、多くの命が救われるようになった。他方で、回復が見込めない状況で負担の大きい治療が続くこともあり、患者や家族も医療者も、葛藤を感じる場面も増えていた。米国では1975年に、遷延性意識障害の患者の家族が、人工呼吸器の取り外しを求めて裁判を起こし、裁判所は、患者が望んでいなかったのであれば、生命維持治療の中止が容認されるという判決を下した。この「カレン・アン・クインラン事件」を端緒として、どのような死の迎え方や患者の看取り方が望ましいのかについての議論が進むことになった。

第三は、移植医療の進展にともなう問題である。1960年代に従来よりも効果的な免疫抑制剤が開発され、1968年に南アフリカで心臓移植を受けた患者が約1年7か月生存するなど、臓器移植が医療として成立する可能性が開けてきた（1967年に行われた世界初の心臓移植を受けた患者は18日間の生存にとどまった）。他方で、「脳死体」からの臓器提供を認めるべきなのか、そのために「死」を再定義する必要があるのではないか、といった難題が提起される

ことになった。

　第四は、新生児治療をめぐる問題である。1960年代には新生児集中治療が発達し、新生児死亡率が大幅に低下し、多くの命が救われるようになったが、病気や障害をもって生まれる新生児も増えることになった。これにともなう倫理的な問題の例として、1963年にダウン症候群の新生児に腸閉塞が発見された際、両親は新生児がダウン症候群であることを理由に腸閉塞の手術を拒否したことがあった。米国では1971年に、この「ジョンズホプキンス事例」を題材とする映画が制作されて広く知られるようになり、多くの議論を呼んだ。

　第五は、遺伝医療をめぐる問題である。1966年に羊水穿刺法が開発され、胎児の染色体を検査することができるようになった。そこで、胎児の遺伝子や染色体に異常があるとわかったときに、人工妊娠中絶を選択することは許容されるのか、といった問題が喚起されることになった。

　第六は、分子生物学や遺伝子工学をめぐる問題である。1973年には組み換えDNA技術が確立されたが、遺伝子操作が長期的にどのような影響をもたらすかを、事前に正確に予測することは困難である。そこで1975年には、当該分野の研究者が、安全性を保証できない実験の一時凍結と研究規制について議論する国際会議の開催を提唱し、それに応じて28か国から約150人の専門家が集まって「アシロマ会議」が開催された。

　以上のように、人びとや社会の意識が変化し、それまでの医学や医療、科学技術への反省が進む中、生命科学や医学や医療技術の発展にともなって現在にも続く多くの倫理的な課題が1970年前後に認識されるようになり、それに対応して生命倫理上の問題が活発に議論されるようになった。本節で概観した終末期医療、移植医療、生殖医療、遺伝医療などに関連する倫理的な課題については、本書の第5章から第12章の各章で詳述される。

3. 生命倫理の原則や理念

　倫理的な課題が生じる際には、多様な意見や利害を持つ多くの人びとが関係していたり、複数の重要な価値が対立していたりするなどのために、課題に対

して直ちに判断や決定をすることが困難であることも多い。そこで、生命倫理上の議論においては、関係者の間で対話や議論を進め、判断や決定を行うための手がかりとして、倫理原則や倫理的な理念を参照することがある。以下では、「生命医療倫理の四原則」と「バルセロナ宣言」を概観する。

(1) 生命医療倫理の四原則

「生命医療倫理の四原則」は、米国の倫理学者のトム・L・ビーチャムと宗教学者のジェイムズ・F・チルドレスが、医療者が守るべきルール、あるいは判断や行為の基準として1979年に提案した、自律尊重、無危害、善行、正義の四つの原則のことを指す。彼らは前述の「ベルモント・レポート」の執筆に携わっており、生命医療倫理の四原則は、研究における倫理原則を、臨床医療の場面に合わせて修正したものである。

「自律尊重（Respect for Autonomy）原則」とは、自律的な患者の意思決定を尊重すべきだ、という原則である。ここで言われている「自律」とは、他人に支配されずに、自分で判断し行動する自由のことである。患者が自律的に意思決定を行えるようにするためには、十分な情報を提供する、プライバシーや個人情報を守る、患者が必要とするなら意思決定を支援する、といったことが重要になる。

「無危害（Nonmaleficence）原則」とは、患者に危害やリスクが及ぶのを避けるべきだ、という原則である。ただし、薬剤の副作用のように、医療における治療やケアには、利益と危害が表裏一体であることもある。そこで、危害やリスクをゼロにするというよりも、危害やリスクを可能な限り軽減する、利益が危害を上回るようにする、といった観点から検討を行うこともある。

「善行（Beneficence）原則」とは、患者に利益をもたらすべきだ、という原則である。医療における利益の典型は「健康」であるが、健康には、身体的な側面だけでなく、精神的な側面や社会的な側面もあることを考慮する必要がある。また、患者の権利や尊厳を尊重することも、患者の利益につながる。権利や尊厳を擁護することは、「アドボカシー」と呼ばれることもある。

「正義（Justice）原則」とは、利益や負担を公平・公正に配分すべきだ、と

いう原則である。「公平性」とは、同じものを同じように扱い、差別をしないことである。「公正性」とは、異なるものをその違いに応じて、明確なルールに基づいて扱うことである。医療においては、人員や予算や設備や物品が有限であるために、優先順位を決める必要がある場面も発生するので、その優先順位を決める際の基準が明確で妥当であることが重要になる。

配分のルールや優先順位づけの基準の具体的な候補としては、例えば、医学的な適合性や重症度、関係者の効用の最大化、各人の権利や尊厳の尊重、各人のニーズの充足、一律に平等な分配、功績や貢献に応じた分配などがある。配分の対象となる資源の性質や配分が行われる状況によっても、どのようなルールや基準が望ましいかが異なることもある。

生命医療倫理の四原則を用いて分析するだけで、すべての倫理的な課題が直ちに解決されるとは限らない。抽象的な原則を具体的なケースに適応して判断する方法だけでなく、個々のケースにおける倫理的な課題や関係者の対立点を精査して抽出する方法が意思決定の手がかりになることもある。しかし、生命医療倫理の四原則は、大多数の人びとに共有される共通道徳を反映しており、異なる倫理観や文化的背景を持つ人びととの間で共有しやすく、医療の場面で発生する多様な問題を統一的に扱うための理論的な基盤になっている。

(2) バルセロナ宣言

患者の自律的な意思決定を尊重する生命医療倫理の四原則は、個人の権利を尊重する社会の変化とも対応している。しかし、例えば、乳児や昏睡状態の患者は、自律的に意思決定することができないので、個人の自己決定を尊重するというだけでは、扱いきれない問題もある。また、各人の意思や権利を尊重することは重要であるが、人間は単独の個人としてのみで生きているわけではない。

1998年に生命倫理の研究者が欧州連合（EU）のヨーロッパ委員会に対して提言した「バルセロナ宣言」には、自律、尊厳、統合性、脆弱性という、生命医療倫理の四原則とは異なる理念や原理が提示されている。

「自律（Autonomy）」は、ここでは単に患者の自己決定を尊重するという

だけでなく、人間が持ちうる多様な能力の総体のことである。その能力には、人生や生活の目標の設定、道徳的な洞察、自発的な思考や行為、政治に参加して個人としての責任を果たす、インフォームド・コンセントを成り立たせる能力を持つ、といった多様なものが含まれる。病気や障害のある患者は、能力が低下したり発揮しづらい状況にあったりするので、自律性を発揮しやすくなるような支援が重要になる。

「尊厳（Dignity）」の内容を定義することは難しいが、端的には、各人がかけがえのない存在として持っている特別な価値のことである。そこで、お互いに尊重し合い、人間を物のように扱ってはならないことが重要になる。

「統合性（Integrity）」とは、各人の生の一貫性や統一性のことであり、それらが尊重されることは、尊厳のある生の基礎的な条件でもある。また、先端技術は私たちの健康や生活を改善することを期待できるが、無制限に利用して良いとは限らない。例えば、遺伝子工学や脳神経科学を応用した技術を軍事利用して、超人兵士を生み出すといった試みは、侵害すべきでない統合性を損なうものとして制限されるべきであろう。

「脆弱性（Vulnerability）」とは、生命が傷つき損なわれやすいということである。人間は傷つきやすい存在であるからこそ、同様に傷つきやすい他者と気遣い合い助け合う、という倫理が成立する。とりわけ、病気や障害のある者はそれぞれに脆弱性を抱えており、それに配慮した対応が求められる。

4. 倫理理論

倫理原則は、規範倫理学におけるいくつかの倫理理論を反映している。以下では、生命倫理の探求においてよく参照される四つの主要な倫理理論を概観する。

（1）功利主義

第一の「功利主義」は、より多くの人びとに、より多くの「幸福」をもたらす行為や政策が正しいと考える理論である。人びとが幸福になるという結果を

重視し、誰の幸福も等しく加算してその総和の最大化を目指すので、「最大多数の最大幸福」という標語に集約される。功利主義は、行為の評価を幸福のみによって行う点では「幸福主義」の一種であり、行為の評価を幸福の増減という結果のみによって行う点では「帰結主義」の一種である。

　功利主義は簡潔で明快であり、幸福を重視する点で多くの人びとの間で共有しやすいという利点がある。しかし、その考え方を単純化すると、少数者を犠牲にして多数者の幸福が増えることを正しいと判断してしまい、少数者の権利や尊厳を疎かにする恐れがあるという難点がある。また、私たちが経験する多様な種類の幸福を、共通の尺度で測定して一律に加算することが困難であるという難点もある。

　他方で、医療においては、例えば、平均寿命や5年相対生存率といった数値化しやすい結果もある。同じコスト当たりで、より良い結果をもたらす政策や治療法が、倫理的にもより望ましい、といった判断は功利主義の応用例である。しかし、人間の幸福や生命にかかわる問題を、数値や費用の計算に還元して良いのか、という疑問もある。

(2) 義務論

　第二の「義務論」は、人間が人間として行うべきだと誰もが納得する「義務」に基づく行為が正しいと考える理論である。その場合の義務は、他人や社会から押しつけられるものではなく、時代や場所にも制約されず、どのような状況でも人間の誰もが守るべきだと考えられる「普遍化可能」なものである。

　人間はいつでもどこにいても、物のように扱われてはならず、誰もがかけがえのない存在としてお互いに尊重すべきだ、といった人間の尊厳の尊重は、普遍化可能な義務の一つであると考えられる。義務論には、人間の尊厳や基本的人権の尊重という考え方の根拠の説明になりえるという利点がある。

　しかし、義務論は行為の評価を結果とは無関係に行う「非帰結主義」の一種であり、結果を度外視した無謀な判断を導いてしまう恐れがあるという難点がある。また、道に迷った人を助ける義務と約束の時間に遅れない義務が対立する場合に、どちらの義務を優先すべきかを決定するためには、ほかの基準や考

慮が必要になるという難点もある。

(3) 徳倫理学

第三は、「徳倫理学」である。「徳」とは豊かな人生を送るのに資する性格であり、例えば、思慮深さ、勤勉さ、自制心、寛容さ、誠実さ、公平さ、共感性、思いやりなどを挙げることができる。功利主義や義務論が「行為の正しさ」に注目するのに対して、徳倫理学は「行為者の性格」に注目する。個々の状況を適切に認識して、その状況にふさわしい道理にかなった「中庸」な行為を示す、「思慮」という徳がとりわけ重視されることもある。

徳倫理学は多様な倫理的な性質を、個別的な状況に応じて扱うことができるという利点がある。しかし、親切さと誠実さが対立する場合に、徳倫理学の考え方だけでは、どちらの徳を優先すべきかを決定することが難しいという難点もある。

(4) ケアの倫理

第四の「ケアの倫理」は、個別的・具体的な状況や人間関係に配慮して、他者に応答する責任を重視する理論である。「ケア」とは、日常的には心配や気遣いや世話を意味するが、ケアの倫理では、相手への共感や信頼といったケアを可能にする態度と、その人が自分らしく生きられるように他者を支援する行為の両面が注目される。また、ケアすること、ケアする人とケアされる人との間の相互関係を「ケアリング」と呼ぶ場合もある。

人間は誰もが傷つきやすくケアを必要とする存在なので、そのような人間の性質を踏まえていることがケアの倫理の利点である。他方で、ケアが重要であるというだけでは、どのようなケアが適切なのか決定するのが難しいという難点もある。ケアする人とケアされる人との関係は非対称的なので、ケアする人の負担が過大になることや、ケアされる人が負い目を感じることを避ける工夫も必要になる。

おわりに

　4節で論じた四つの倫理理論の議論は、3節で概観した倫理原則や倫理的な理念の基盤になっており、2節で取り上げた生命倫理上の具体的な課題について考えるための手がかりになる。なお、倫理理論は四つだけではなく、ほかにも、感情に注目する「道徳感情論」、経験から出発する「現象学的倫理学」、公正な社会の基本構造を探求する「正義論」などもある。どの理論にも長所と短所があり、一つの理論だけですべての問題が解決するとは限らない。倫理的な課題の性質や課題が起きている状況によって、より適用しやすい理論が異なる場合もある。利点と難点を踏まえつつ、問題や状況に応じて、複数の倫理理論や倫理原則などに基づく考察を比較検討することも有効であろう。

参考文献

赤林朗 編『入門・医療倫理Ⅰ〔改訂版〕』勁草書房 2017年。
香川知晶『生命倫理の成立――人体実験・臓器移植・治療停止』勁草書房 2000年。
神崎宣次・佐藤靜・寺本剛 編『倫理学』昭和堂 2023年。
小泉博明 ほか編『テーマで読み解く生命倫理』教育出版 2016年。
田中朋弘『文脈としての規範倫理学』ナカニシヤ出版 2012年。
柘植尚則『プレップ倫理学〔増補版〕』弘文堂 2021年。
水野俊誠『医療・看護倫理の要点』東信堂 2014年。
宮坂道夫 ほか『看護倫理〔第3版〕』医学書院 2024年。
盛永審一郎・松島哲久・小出泰士 編『いまを生きるための倫理学』丸善出版 2019年。
吉田修馬「生命倫理と研究倫理――ソフィア・オープン・リサーチ・ウィークス2022における公開講演の概要」『生命と倫理』第11号 2023年 pp.101-112。
アルバート・R・ジョンセン（藤野昭宏・前田義郎 訳）『医療倫理の歴史――バイオエシックスの源流と諸文化圏における展開』ナカニシヤ出版 2009年。
アルバート・R・ジョンセン（細見博志 訳）『生命倫理学の誕生』勁草書房 2009年。
トム・L・ビーチャム、ジェイムズ・F・チルドレス（立木教夫・足立智孝 監訳）『生命医学倫理〔第5版〕』麗澤大学出版会 2009年。
ファン・レンセラー・ポッター（今堀和友・小泉仰・斉藤信彦 訳）『バイオエシックス――生存の科学』ダイヤモンド社 1974年。

第2章　インフォームド・コンセントと意思決定

秋葉　峻介

はじめに

　本章では、生命倫理（学）という学問的領域においてもっとも重要な概念のひとつである「インフォームド・コンセント」（Informed Consent：IC）について取り上げる。第1章で扱った「生命医療倫理の4原則」などにも確認される、自律尊重原則や、それに基づく自己決定（権）の尊重とも関連の深い概念としてのICは、今日の医療やケアの現場においても基本的かつ最重要な概念だと理解されている。以下、ICとは何であるか、その理念や歴史を概観し、日本におけるICの特徴や、ICの限界と現代的な展開について概説していく。

1. インフォームド・コンセントとは何か

　まず、ICという概念がいったい何であるのか、その登場の歴史と理念などを確認してみよう。なお、生命倫理の文脈において、ICは医療やケアの提供・享受に係る意思決定の場面と、臨床研究への参加に係る意思決定の場面との少なくとも2場面が想定される。後者の場面におけるICについては第3章で詳述されるため、本章では前者の場面に限定して扱う。

(1) インフォームド・コンセントの要素と理念
　　——自律の尊重と患者中心の医療の実現

　ICとは、字義どおりに訳すならば「情報を与えられた上での同意」である。1990年に日本医師会生命倫理懇談会が発出した「説明と同意についての報告」と題された答申では、さらに端的に「説明と同意」と訳出されている。単純明快な概念であるようにもみえるが、厳密な意味でICを成立させるためには、いくつかの条件を満たす必要がある。

　ICに関する研究において、ICの誕生から今日まで絶大な影響力を持つ「古典」である、ルース・R・フェイドンとトム・L・ビーチャムによる著作『インフォームド・コンセント』によるならば、ICは以下の5つの要素により構成される。すなわち、①情報の開示、②情報の理解、③自発性、④能力、⑤同意である。これらの要素を、説明する医療者側と同意する患者側とに整理すると、医師側には①が、患者側には②から⑤が前提されることになる。より単純化するならば、ICを成立させる条件とは「患者に向けて情報公開・説明が行われていること」と「患者が情報を理解し自発的に同意する能力を有すること」となるだろう。それぞれをもう少し細かく確認してみよう。

　まずは「患者に向けて情報公開・説明が行われていること」である。この条件を満たすために医療者が説明すべき内容は、治療の目的や方法、その治療法によって見込まれる効果や副作用・リスク、別の治療法や対応に関する情報など、多岐にわたる。医療者は、それらについて具体的かつ網羅的に説明する必要がある。注意すべきことは、患者がその説明をきちんと理解できなければ十分に説明したとは評価されないことである。したがって、医療者の側には、例示したようなさまざまな内容を患者の理解度や能力に合わせて、十分な理解が得られるようにわかりやすく説明する方法・手段が求められることになる。

　続いて、「患者が情報を理解し自発的に同意する能力を有すること」である。医療者がいくらわかりやすく説明したとしても、患者の側にそれを受けて理解し同意する能力がなければ、「情報を与えられたうえでの同意」というICの構図は成立しない。一見すると患者の側のみに関係するようにも思われるが、この条件を満たすためには、じつのところ医療者の側にも相応の配慮が必

要になる。例えば、患者が情報を理解する能力に目を向けるならば、前述したように、理解度に応じて説明したり、納得するまで繰り返し説明したりするなどの配慮によって、医療者の側からこれを補うことが一定程度可能である。また、患者が自発的に同意するためには、理解や納得を強要したり、家族等から過度に干渉されないような場面設定を心がけたりといった配慮が必要になる。このようにして初めて、患者が自らの能力を十全に発揮した結果としての同意につながる。

　本章冒頭でも言及したとおり、ICは自律尊重原則と関連が深い概念である。たんに患者の側に求められるようにみえる条件にも、説明する側の医療者に配慮や調整が求められることもこれに由来する。医療者から説明された情報を患者が理解し、自発的に意向を表明して同意する一連の流れは、終着点である患者の意思決定の尊重という意味において、自律尊重の具体的な態度なのである。この構図は、第1章でも確認した自律尊重原則の本質そのものだといえる。

　「患者が情報を理解し自発的に同意する能力を有すること」において問題となるのは、患者の意思決定能力をいかに評価すればよいのかという点である。患者の意思決定能力を評価する普遍的な基準や方法は確立されていないため、有り／無しという単純な構図でこれを理解することも不適切である。それゆえに、目の前にいる患者には意思決定能力がどの程度あるのか、また、どの程度の能力であれば説明しようとする内容を理解できるのかという視点をもって、患者と向き合うことが必要になる。医療者が一方的に患者の能力を評価し、善行原則に基づいて自らの治療方針に納得させるような、いわゆる「パターナリズム」の医療はすでに前時代的なものであり、現代医療の在り方ではない。

　ここまで、ICの要素を確認してきてわかるとおり、医療者と患者との関係は決して非対称的なものではない。患者との相互的な関係に基づく医療においては、双方向的なコミュニケーションを通じた意思決定が目指され、そうした関係にあってこそICも成立する。こうしてみると、現代医療では患者の自律や自己決定（権）を尊重すべく、患者を中心に据えた関係が目指されていることがみえてくる。そしてこれこそが、ICの理念そのものでもある。

(2) インフォームド・コンセントの歴史

ビーチャムとフェイドンによるならば、IC という言葉（概念）が初めて用いられたのは 1957 年の「サルゴ事件判決」であり、その IC 概念について真剣に議論され始めたのは 1972 年頃のことであるという。これを念頭において IC の歴史を辿ってみよう。

1)「サルゴ事件判決」

まずは出発点としての「サルゴ事件判決」である。「サルゴ事件判決」とは、腹部大動脈の検査後に下肢に麻痺が残るという副作用が生じたことについて、患者であるマーティン・サルゴが、検査にともなうリスクを知らされなかったとして、検査を実施した医師らを訴えた事件の判決である。米国カリフォルニア州の最高裁判所は、サルゴの主張を認め、医療行為を実施する際には患者の同意が必要なだけでなく、患者が決定するために必要な情報を開示することを義務づける旨の判決を示した。

注意すべきは、患者の同意をめぐる医療過誤裁判は、「サルゴ事件判決」以前にもすでに行われていたことである。例えば、「シュレンドルフ事件判決」(1914 年) では、「成人に達し、健全な精神状態にあるすべての人には、自己の身体に対する最終的な決定権を有する」ということが明示された。「サルゴ事件判決」が同意の要件（情報を開示されていること）に踏み込んでいるのに対し、「シュレンドルフ事件判決」では、医療行為に対して同意があったかどうかについての判断にとどまる。

「サルゴ事件判決」以前では、「シュレンドルフ事件判決」以外のケース（「モーア対ウィリアムズ判決」(1905 年) や「ローレーター対ストレイン判決」(1913 年) など）に目を向けてみても、いずれも同意の要件ではなく同意自体の必要性を説くものであった。つまり、「サルゴ事件判決」以前から、IC の「コンセント（同意）」の部分については、医の慣行や伝統的義務としても法的な議論としても、医療行為を行うための必要条件だったことがわかる。

「サルゴ事件判決」では、「コンセント」に「インフォームド（情報開示による）」という形容詞がつけられたことで、初めて「インフォームド・コンセン

ト」という表現が登場した。これにより、「コンセント」という医の慣行や伝統的な義務が、一定の形式の情報開示をした後で同意を得なければならないという明確な義務・概念であるICとして再構成されたという意味で、「サルゴ事件判決」はICの出発点なのである。「サルゴ事件判決」以降、「ネイタンソン対クライン判決」（1960年）や「グレイ対グラナグル判決」（1966年）でも、患者の同意には「インフォームド」が必要であることが示されている。他方、法廷において浸透していったICは、当時の医師にとっては低くないハードルであり、否定的な立場をとる者が少なくなかったとも指摘される。

2）「カンタベリー判決」による説明内容の明確化

　ICをめぐる状況を大きく変えたのが、「カンタベリー判決」（1972年）である。「カンタベリー判決」とは、激しい背部痛の治療のため手術を受けた患者に麻痺が残ってしまったことをめぐる事件の判決を指す。患者には麻痺のリスクが知らされておらず、1回目・2回目ともに手術で麻痺が残る結果となった。裁判所が焦点を当てたのは患者の自己決定権であり、「シュレンドルフ事件判決」で示された「成人に達し、健全な精神状態にあるすべての人には、自己の身体に対する最終的な決定権を有する」という考え方が法の前提にあると言及した。裁判所は、開示義務の限界は患者の自己決定権によって決定されること、そして、患者の自己決定権が有効に行使されるための条件として患者に十分な情報が提供されていることを示した。

　十分な情報提供については、要求される合理的説明の基準として、患者が必要とする情報を包み隠さず伝えることが示された。例えば、代替医療、目標、特定の治療または無治療から生じるリスクなどが挙げられる。患者が必要とする情報を焦点化して基準を構成したことによって、ICが患者を中心として機能すべき概念であることが確立したと評価される。こうした裁判においてICの概念が登場し確立していくことで、さまざまな分野にも影響を与えることにもつながった。

(3) インフォームド・コンセントの倫理と法理

IC概念の歴史が確認できたところで、ICを下支えする倫理的な基礎と法理をそれぞれ確認してみよう。なお、ICの倫理的基礎として示されるそれぞれの原則については、第1章で詳述されている「生命医療倫理の4原則」とも関係する内容も含まれるため必要に応じて参照してほしい。

1) インフォームド・コンセントの倫理的基礎

フェイドンとビーチャムによるならば、ICは「自律性の尊重（Respect for Autonomy）」「善行（Beneficence）」「公正（Justice）」の3つの倫理的基礎を有するという。1つずつ概観してみよう。

1つ目は、「自律性の尊重」である。フェイドンとビーチャムは、自律性の尊重がIC概念をめぐってもっとも頻繁に登場する道徳原則であると位置づけている。自律という概念はさまざまな意味において理解されるが、ICの議論における自律とは、「自律的選択」や「自己決定の尊重」として表現されると整理できる。この理解は「善行」の議論とも深い関係をもつ。

2つ目は、「善行」である。善行は、医療の目標である「患者の幸福」のための原則として機能する。ヒポクラテス以来の伝統的なこの医の倫理原則に関連する問題として、患者に利益をもたらしたり危害を予防したりすることを重視し、患者の意思決定を軽視するような、「医療上のパターナリズム」が指摘される。自律性の尊重と相反するこの問題については、誰が決定権を持つかという問題としても認識される。

3つ目は、「公正」である。公正は、ある特定の表現、文脈においてのみ用いられるわけではなく、「一般に正当とされること、またはその状況で道徳的に正しいとされること」として用いられる。ある人の法的あるいは道徳的権利が侵害されたと思われる場合などに参照されるとしつつも、前出2つの原則のような重要性までは見いだされない位置に据えられる。

以上のように、ICは道徳原則を応用的に採用することで倫理的に基礎づけられているのである。

2）ICの法理

　ICの法理として挙げられるのは、不法行為の法理としてのコモン・ローと、憲法上の法的権利としてのプライバシーの権利の2つである。

　まず、コモン・ローの法理である。ICの法的要件は、医療者と患者との関係において、患者の身体的完全性を保護される権利に由来し、この権利がさまざまな法にまたがって扱われていることが強調される。とりわけ重要な観点として、尊厳や身体の完全性を保障することに関係する「責任論の選択」と、患者への説明事項をどのように選定するかということに関係する「開示要請」について簡単に触れておく。

　「責任論の選択」については、裁判上のICの法理が元来暴行（battery）の責任論と過失（negligence）の責任論との本質において成立してきたことに関連する。暴行の責任論の本質は、尊厳に対する利益としての個人の身体の完全性に関する責任であり、自己決定権に根拠が置かれる。他方、過失の責任論に関しては、治療の承諾を得る前に患者に情報の適切な開示をするという、適正な注意を払う専門職業上の義務が問題となる。これら2つがICの法理をめぐる法律学上の論点である。

　「開示要請」については、「専門職業上の実施基準」「理性的人間の基準」「主観的基準」の3通りの基準が示される。「専門職業上の実施基準」は、開示義務とその対象や範囲の妥当な開示基準がともに、専門家社会の慣行によって決まるという基準である。「理性的人間の基準」は、理性的な人間が知る必要のある危険、選択肢、結果についての情報に焦点を定める基準である。「主観的基準」は、患者一人ひとりのニーズにそれぞれ応じて情報を開示するものである。

　続いて、憲法上のプライバシー権である。プライバシーの権利は1920年代初頭に、合衆国最高裁判所によって「個人のための選択の領域における個人および家庭の保護されるべき利益」の保護のために示されたものである。留意すべきは、この権利はICの理念の実現においてきわめて重要な意味をもつが、絶対的なものではないことである。プライバシーの権利は、第三者の利益や社会の健康、安全、福祉などと比較して制限がかかることがあり、これはICに

おいても同様である。

　以上が、IC の法理である。前項で整理した IC の倫理においても自律性の尊重が核心的な役割を担っていたのと同様に、一般的に自己決定権として法律に組みこまれている自律尊重の原則が、IC の倫理と法理の枠組みと IC の基準の基本であることが確認できる。

2. 日本におけるインフォームド・コンセント

　ここまでに、IC の理念や論理、登場の歴史的経緯を確認してきた。これらを踏まえて、以下では日本において IC がどのように取り入れられてきたのかについて概観する。その上で、日本における IC に特徴的であるともいわれる、家族の位置や役割について確認してみよう。

(1) インフォームド・コンセントの「輸入」

　日本における生命倫理に関する研究領域や医療現場に、前項で辿って来たような米国由来の IC が輸入されるよりも少し前に、ドイツ（当時の西ドイツ）法学に由来する「患者の承諾と医師の説明」の議論が紹介されている。唄孝一による論文「治療行為における患者の承諾と医師の説明」が発表されたのは、米国で IC の理念が確立した契機となった「カンタベリー判決」より前の 1965 年のことであった。米国由来の IC が本格的に「輸入」されることとなったのは、1980 年代終盤以降のことである。

　日本医師会では、会長からの諮問（時代にあわせたテーマに潜む生命倫理上の問題など）に対して検討を行って答申する「生命倫理懇談会」が、1988 年 7 月～1990 年 1 月の間に 15 回の会合を開き、全国の医師に対して「説明と同意」に関する意識調査を行っている。この会合や調査結果をもとに、1990 年 1 月に「『説明と同意』についての報告」という答申が発出された。答申の内容を簡単に整理すると、IC の概念が確立したことで医師には患者が十分に理解・納得できるように説明する義務が生じるようになったことや、疾病構造の変化や医療の細分化という背景のもと、医師と患者との関係も変化しつつある

こと、そしてそれらに対応すべく「日本らしい IC」の在り方が求められる、といった趣旨が確認できる。

　また、1992 年の医療法改正の国会審議を受けて当時の厚生省が 1993 年に設置した「インフォームド・コンセントの在り方に関する検討会」でも、およそ 2 年間のうちに全 12 回の会合が開催された。同検討会は 1995 年 6 月に「インフォームド・コンセントの在り方に関する検討会報告書～元気の出るインフォームド・コンセントを目指して～」をまとめ、IC という用語が「いまひとつ人気がない」と当時の状況について見解を示している。

　こうした動きはいずれも、米国由来の IC が世界的に導入された潮流に鑑みて日本においても「輸入」したことが、臨床の現場でどのように理解されているのかを明らかにし、「日本らしい IC」の方向性を展望することが目指されたものである。これには、1960 年代～ 1970 年代初頭まで米国において医療者が IC に対して否定的なまなざしを向けていたのと同様に、日本でも新しい医の倫理は受け入れがたいものであったという当時の状況が大きく影響している。このような状況を打破すべく、たんに米国由来の IC を「輸入」してそのまま活用するのではなく、歴史や文化的背景、国民性を踏まえた形での普及が目指されたのである。日本における臨床の場での患者の捉え方や、患者と医療者との関係性の議論にひときわ強く影響を与えているのが家族の位置や役割である。

(2) 家族の位置と役割

　前節でも確認したように、米国由来の IC の法理では、意思決定の権利を持っているのは患者本人に限定される。したがって、医療者が情報提供したり治療方針の説明を行ったりする相手は患者本人であるというのが IC の基本である。患者本人に意識がなかったり、意思決定能力を十分に発揮できないような場合であったりと、ごく限られた場面でない限りは、原則として医療者と患者との二者関係において成立するのが IC である。当然、この意味では患者本人の要請がなければ、そこに家族が立ち入ることはない。

　これに対して、日本においては必ずしもそのような関係性や強固な個人主義が一般的であるとはいえない。IC が「輸入」され普及し始めた当時は、がん

などが見つかった場合には、医療者は患者本人よりも先に患者の家族に病名の告知を行って、本人に告知するかどうかなどを相談することも少なくなかった。米国と対照的に、日本において家族は意思決定の主体として、場合によっては患者よりも優先的な位置にある存在として捉えられていたのである。家族には、医療者から情報提供や説明を受け、告知の方針や治療に関する決定を行う役割が慣習的に付与されており、患者と家族とは意思決定主体として一体視されていたともいえる。このような位置や役割を担う家族にとってみれば、あるいは、それを自明視していた患者自身にとっても、治療方針の決定や命そのものさえも家族全員の問題なのである。

　以上のように、説明を行う対象としても、意思決定を行う主体としても、米国の議論とは決定的に認識が異なっており、そのことを踏まえた医療者と患者・家族との関係も当然に異なる。それゆえに、「日本らしい IC」の在り方が模索されたといえるだろう。

　現代においては、日本医師会の「医師の職業倫理指針」や厚生労働省が発出するガイドライン、専門職団体によるガイドラインなどでも、IC の主体は患者本人であり、情報提供や説明を行うべき対象も、（限られた場合を除いて）原則として患者本人であることが示されている。ただし、前述したような独自路線の IC が今なお運用されることがあるとの指摘も確認できる。

　どのような場合にどのような方法であれば意思決定をよりよく行えるかという問題は、IC をめぐる諸問題のひとつでもある。このため、独自路線の IC の運用が厳密な意味での IC ではなく間違いであると断罪するのではなく、患者にとって最善の利益をもたらすためには、どのような仕方で IC や意思決定を行うべきかという視座からつねに検討することが、医療者やわれわれには求められているともいえるだろう。

3. インフォームド・コンセントの限界と展開

　今日の職業倫理指針やガイドラインなどにおいても原則として示されるのは、患者本人を情報提供や説明の対象であり意思決定の主体であるとした IC

の在り方である。ただし、患者本人の意思が確認できないような場面、すなわち、患者本人が説明を受けることも、それを理解して意思を表明することもできないような場面では、IC は成立しない。このような場面で、厳密な意味での IC はその限界に直面する。以下、こうした IC の限界と、そうした場面に備えてどのような試みがなされてきたか確認していこう。

(1) 意思決定の「代理」をめぐる問題

　第1節で確認したように、IC が成立するためには、「患者に向けて情報公開・説明が行われていること」と「患者が情報を理解し自発的に同意する能力を有すること」という条件が満たされなければならない。後者の条件に着目したときに、意思決定能力の評価について普遍的な基準や方法が確立していないため、その評価は慎重に行わなければならないということもすでに述べたとおりである。基準や方法が確立していないにせよ、治療方針や意向を決定するための能力として不十分だと関係者や多職種の検討の結果判断された場合、IC は成立しないことになる。このような IC の限界に直面したときに、誰かが患者の代わりに意思決定を行うという意味において「代理」する方法が解決策として考えられてきた。

　ここまでに繰り返し確認したように、患者自身の自律や自己決定（権）を尊重する理念により IC は登場してきた。すると、そもそも IC の主体は患者自身でしかあり得ず、他者がこれを「代理」することはできないはずである。こうした問題に対して、法律によって「代理」を認めるような方法が講じられてきた。通常であれば本人以外に認められない権利を、例外的に「代理」できることが法律によって定められていれば、IC の限界も克服できる、という建付けである。

　しかし、この方法にも次の段階の問題が生じることが見通せる。法律によって「代理」できるのは誰であるか、ということについてその範囲を決めなければならないが、その範囲を決める根拠をどこに求めるかということはきわめて難しい問題である。家族なら良いのか、その家族とは法律関係に基づく家族でなければいけないのか、あるいは専門的な資格を有する第三者が良いのか、な

ど、妥当な範囲を慎重に検討しなければならない。そしてまた、仮にその範囲を法律に定めたとして、さらに次の問題として、その「代理」がどのような項目や内容、程度において許容されるのかについても決定しなければならない。当然、代理人の性質や属性によって、「代理」が及ぶ範囲も異なるであろうし、それらの組み合わせをどこまで法律に定められるか、そしてその根拠は何か、という問いにも応じなければならない。

　限定的に代理人の条件を設定できたとして、また別のレベルの問題にも取り組まなければならない。代理人が果たして患者本人の意思を正確に把握しているのか、あるいは推定できるのか、という問題である。加えて、代理人が患者本人の利益ではなく自身の利益のために意思決定してしまわないか、という指摘も見逃せない。例えば、一般に患者の一番近くにいる存在として捉えられることの多い家族であっても、患者本人と家族を構成するそれぞれの者とは別の存在であるし、患者と家族とが必ずしも同一の価値観を持っているとも限らない。当然、両者の利害関係が一致しないこともあり得る。家族でさえこう指摘されるならば、家族以外の誰かとなると、さらに懸念は強まるだろう。

　法律によって家族（や家族以外の誰か）がICを「代理」する場合には、つねに患者の利益と代理人の利益とが置き換えられてしまう可能性が備わっていることになる。いわば、患者本人の意思や患者本人にとっての最善の利益ではない、代理人による「フィクション」が差し挟まれる危険性がついて回るのである。すると、誰が「代理」し得るのかという問題と、「代理」によるICの成立にはフィクション性がともなうという問題との2つの問題に改めて取り組まなければならないことになる。「フィクション」をいかに排除できるか、排除すべきか、あるいはどこまで許容すべきかという、また新たな問題にも直面することになる。これらも克服されるべきICの限界であり課題である。

(2) リビング・ウィルとアドバンス・ディレクティブ

　他者による「代理」に課題が積み残されているならば、やはり患者本人の意思を徹底的に尊重する方法が望ましいという見方が有力視された、というのが実際のところである。この方法として導入された、「リビング・ウィル」

(Living Will：LW）と「アドバンス・ディレクティブ」（Advance Directive：AD）の２つについて整理する。

1）リビング・ウィル

　米国の弁護士ルイス・カトナーは、意思表示できなくなる前に治療を拒否する意思を書き記しておくものとしてLWを提唱し、その使用条件や方法について詳細に紹介した。注意すべきは、LWを字義どおりに捉えるならば、「生前の意思」、すなわち、治療を開始したり継続したりする意思も当然に含まれるはずであるが、実際には治療の差し控えや中止に向けて作成されるものが想定されていたということである。

　カトナーが論文を発表し提唱した当初は、LWに法的拘束力は備わっていなかった。しかし、いわゆる「カレン・アン・クインラン事件」に係る1976年のニュージャージー州最高裁判所の判決を契機として制定された「カリフォルニア州自然死法（Natural Death Act）」（1976年）において、LWは過剰な医療を拒否する場合、治療の差し控えや中止に関する法的な拘束力を有するようになった。その後のいくつかの事件・裁判を経て、今日の米国では、同様の法律がほとんどの州で制定されるに至っている。

　患者本人の意思の尊重を法律に基づくLWで実現できるようになったとはいえ、課題も積み残されている。例えば、法制化されていない州ではLWは法的拘束力を有せず、対応がまちまちになってしまうことである。そして、重大な課題となるのは、そもそもLWが作成されていなかったり、作成されていたとしてもその存在を関係者が知らなかったりすると、実際にLWが必要な状況になったときに患者本人の事前の意思を尊重することが叶わないという問題である。

2）アドバンス・ディレクティブ

　LWが治療の差し控えや中止を念頭に置くものとして登場し普及したことに対して、明示の意思を表明できなくとも、治療を受けたり、継続できたりすべく登場したのがADである。ADとは、意思決定能力を著しく欠いたり、失っ

たりした場合に備えて事前に意向を示しておくこと、あるいはそれに係る指示を明記した「事前指示書」をいう。LW が州法によって州ごとに整備されたのに対し、AD について定めた「患者自己決定法（The Patient Self-Determination Act）」（1990 年）は、米国全州に適用される連邦法として制定されたものである。

「患者自己決定法」は、合衆国連邦政府の健康保険制度に加盟している医療機関に対して、当該医療機関の位置する州が定める患者の自己決定に関わるすべての法律（法理）について患者に説明する義務を設けている。そして同法をもとに、法的拘束力を有する AD を患者が作成する。これらにより、LW では焦点化されていなかった治療の開始や継続についても、全州一律に法的拘束力を有する「もしものとき」の意思表示が保障されるようになった。法に基づいて AD を作成しておけば、「もしものとき」に AD を実際に提示することになるのは家族や代理人だったとしても、「代理」にともなう諸問題は生じず、あくまでも患者本人の意思が直接に反映される。いわば、医療者と過去の患者本人とによる IC が AD を通じて成立するということになる。

しかし、1989 年〜1994 年にかけて米国で行われた、AD の効果を検証した大規模研究（通称「SUPPORT 研究（The Study to Understand Prognoses and Preferences for Outcomes and Risks of Treatments（SUPPORT））」）の結果からは、AD の普及率の低さ、AD が実際の治療に反映されなかったこと、AD の有用性が思ったほど高く評価されなかったこと、などが明らかにされている。また、AD がそもそも作成されていなかったり、作成したことを関係者が知らなかったりした場合に効力を発揮できないという、LW が抱えていた重大な課題もまた、積み残されたままであった。

(3) アドバンス・ケア・プランニング

LW や AD が共通して積み残した課題を解決でき、かつ、書面を作成して残しておくということに主眼を置くのではない「コミュニケーションのプロセス」という動的な方法として登場したのが「アドバンス・ケア・プランニング」（Advance Care Planning：ACP）である。ACP は今日の医療やケアの

現場においても現在進行形で導入・普及が進められている。日本では、2018年に厚生労働省が行った公募により「人生会議」の愛称が選定され、自治体レベルでの取り組みも活発化しつつある。

　ACP を字義どおり直訳的に表すと、「ケアに関する事前の計画作成」である。ACP の定義はさまざま存在するが、比較的新しく、ACP の登場から現在までの議論を的確にまとめあげたものとして、ここでは英国の National Health Service が 2022 年 3 月に発出した「アドバンス・ケア・プランニング（ACP）のための普遍的原則（Universal Principles for Advance Care Planning（ACP））」に示された定義を紹介しておこう。

　　ACP とは、将来のケアに関する本人の希望や優先順位について、本人とケア提供者が自発的に話し合うプロセスであり、本人がそれらのことについて有意義な会話ができる精神的能力を有している間に行われる。時間をかけて何度も話し合うことにもなるこのプロセスにおいては、つねに本人の希望と感情を十分に考慮し、尊重しなければならない。その結果、本人は、より大きな当事者意識を持ち、自らにとってもっとも重要なことを考え、共有する機会を得ることが可能となる。

　この定義にも示されるように、「時間をかけて何度も話し合うプロセス」であることが ACP の核心である。この話し合いには、医療やケアの専門家だけでなく、家族や親しい友人など、患者本人が重要だと感じている人びとが参加し、一度ではなく何度も繰り返し行われる。患者にとっては、家族や重要だと感じている関係者との間で自らの意向や価値観などを繰り返し共有する機会を確保することが保障される。

　繰り返しのプロセスであるため、つねに患者のその時点での最新の意向が確認でき、関連する情報も都度アップデートされる。医療者にとっても、患者の情報をより多角的に、幅広く収集することができるし、情報や手掛かりを共有しておく関係者が増えることにもなる。これらにより、作成していなかったり関係者にその存在を認知されていなかったりすると効力を発揮できないとい

う、LW や AD に積み残されたままになっていた大きな課題を一定程度解決することが可能となったといえるだろう。

おわりに

　以上、IC の歴史や課題、その克服方法などを概観してきた。患者と医療者の二者間で成立する IC について、今日では ACP という新たな仕方で患者の自律や自己決定（権）の尊重をより効果的に実現することが目指されていることが確認できた。もちろん、ACP にも今後取り組んでいくべき課題は存在する。時間的制約への対応、患者に家族や関係者がいない場合、また、そもそも患者が話し合える状態にない場合などに IC をいかに成立させるか、そこに ACP をどう活用できるかという論点などが見通せる。現代の医療・ケアにおける最重要要素としての IC の在るべき姿を探究するということは、社会的課題でもあり、われわれ一人ひとりが向き合うべき問題でもあるだろう。

参考文献

秋葉峻介『生／死をめぐる意思決定の倫理――自己への配慮、あるいは自己に向けた自己の作品化のために』晃洋書房 2024 年。
飯島祥彦『医療における公共的決定――ガイドラインという制度の条件と可能性』信山社 2016 年。
木村利人『自分のいのちは自分で決める――生病老死のバイオエシックス＝生命倫理』集英社 2000 年。
黒崎剛・吉川栄省 編『生命倫理の教科書――何が問題なのか〔第 2 版〕』ミネルヴァ書房 2022 年。
厚生省健康政策局総務課 監修・柳田邦男 編『元気が出るインフォームド・コンセント』中央法規 1995 年。
杉田勇・平山正実 編『インフォームド・コンセント――共感から合意へ』北樹出版 1994 年。
塚田敬義・前田和彦 編『改訂版 生命倫理・医事法』医療科学社 2018 年。
手嶋豊『医師患者関係と法規範』信山社 2020 年。
日本医師会生命倫理懇談会『「説明と同意」についての報告』日本医師会 1990 年。
伏木信次・樫則章・霜田求 編『生命倫理と医療倫理〔第 4 版〕』金芳堂 2023 年。

星野一正『インフォームド・コンセント――患者が納得し同意する診療』丸善出版 2003 年。

ポール・S・アッペルバウム（杉山弘行 訳）『インフォームド・コンセント――臨床の現場での法律と倫理』文光堂 1994 年。

ルース・R・フェイドン、トム・L・ビーチャム（酒井忠昭・秦洋一 訳）『インフォームド・コンセント』みすず書房 1994 年。

第 3 章　研究倫理

脇之薗　真理

はじめに

本章では、研究倫理の歴史や基本原則などを学ぶ。研究倫理とは何かを概観した後、研究対象者の保護をめぐる倫理について、主にアメリカにおいて発展してきた歴史的沿革や基本原則を学ぶ。その上で、日本における法令・指針や研究倫理上の問題を見る。最後に研究公正や研究者の社会に対する責任について検討する。

1．研究倫理とは

「研究倫理」とは何だろうか。まず倫理とは、社会の秩序や道理、また人間が社会において守るべき規範をいう。そして研究活動とは「先人達が行った研究の諸業績を踏まえた上で、観察や実験等によって知り得た事実やデータを素材としつつ、自分自身の省察・発想・アイディア等に基づく新たな知見を創造し、知の体系を構築していく行為」と定義される（「研究活動における不正行為への対応等に関するガイドライン」平成 26 年 8 月 26 日文部科学大臣決定）。研究活動には、研究者自身のほか、研究対象者、未来の研究者、研究成果の恩恵を受ける一般市民など、さまざまな人が関わる。そのような人と人とが関わり合う場としての研究活動において研究者が守るべき規範が研究倫理である。

2. ニュルンベルク綱領とヘルシンキ宣言

　最も古い医療に関する倫理は「ヒポクラテスの誓い」（紀元前4世紀）である。これは、患者の利益を考え、危害を与えないという医師の基本的な責務を誓ったものであり、現在の医療に関する倫理の根幹となっている。しかし医療と区別した「研究」は意識されていない。

　研究者としての倫理が論じられるようになるのは、医学が科学としての発展を始めた19世紀頃であるが、現在の研究対象者保護を目的とする研究倫理のルールは、主に第二次世界大戦（1939～1945年）を契機に形作られてきた（生命倫理の成立については第1章も参照）。

(1) ニュルンベルク綱領（1947年）

　ナチス・ドイツは第二次世界大戦中、強制収容所に収容された人びとを対象とした残虐で非人道的な人体実験を行い、多くの収容者が死に至った。戦後、ナチス・ドイツの戦犯を裁いたニュルンベルク裁判において、これらの人体実験に関与した医師らも裁かれることとなった。その際、こうした人体実験がなぜ人道に反するのかを示す必要があった。そこで、判決文中に医学実験が遵守すべき10の条件が示された。これが「ニュルンベルク綱領」であり、初めて国際的な場で示された医学研究の倫理基準である。また研究対象者の自発的同意が必要であることが明記された点で、医学研究における「インフォームド・コンセント」原則の始まりでもある。

(2) ヘルシンキ宣言（1964年）

　ニュルンベルク綱領は戦時中の非人道的な人体実験を想定して作られたため、一般的な医学研究の倫理基準としては不十分であった。そこで、世界医師会は1964年にフィンランド・ヘルシンキで行われた第18回世界医師会総会で、ニュルンベルク綱領を踏襲しつつ、医学研究の実情に合った倫理原則を採択した。これが「ヘルシンキ宣言」である。

初版をニュルンベルク綱領と比べると、非治療的研究だけでなく、治療的研究も対象としていること、また同意について本人だけでなく法的保護者からの同意も認めていることなど、より医学研究の実情に沿った内容となっている。ヘルシンキ宣言は医学研究の国際的な倫理基準として、日本を含めたすべての国で、遵守することが求められている。ヘルシンキ宣言はこれまで10回の改訂を経ており、2024年フィンランド・ヘルシンキ改訂版が最新版である（日本語訳については日本医師会HP（http://www.med.or.jp/wma/helsinki.html）を参照）。

3. 戦後アメリカの研究規制

ニュルンベルク裁判でナチス・ドイツの非人道的な人体実験を裁く立場にあったアメリカにおいても、非人道的な医学研究が多数行われており、戦後、大きな社会問題となった。そしてこれを契機に、アメリカ国内での大きな研究規制の動きへとつながっていった。

(1) ヘンリー・ビーチャーの告発（1966年）

ハーバード大学医学部教授のヘンリー・ビーチャーは、論文「臨床研究と倫理」を発表し、当時アメリカ国内で行われていた非人道的な医学研究の存在を、22の事例を示して明らかにした。その中には、知的障害児らのための施設で、人為的に肝炎に罹患させて行った研究（ウィローブルック事件）や、がん免疫研究のため、生きたがん細胞を22名の入院患者に注射した研究（ブルックリン・ユダヤ人慢性疾患病院事件）などが含まれている。本論文は大きな反響を呼び、医学研究に対する世論の批判的な関心を促すこととなった。

(2) タスキギー事件（1972年）

アメリカのアラバマ州タスキギーで公衆衛生局が1932年から40年間にわたって行ってきた非人道的な研究が、1972年7月の新聞報道により明らかになった。黒人男性を対象に、399人の梅毒感染者と、対照群として201人の非

感染者を無治療の状態におき、梅毒の自然経過を観察する研究であった。研究対象者は「悪い血」の治療を受けようと勧誘され、研究目的を知らされていなかった。定期的な検査を受けさせるために、交通費や食事、梅毒以外の病気の治療、また葬式も無料で提供された。これらは多くが貧しい小作農であった研究対象者にとって、魅力的なものであった。この状況下で、採血や、骨髄穿刺などの体に負担の大きいものも含めた検査が定期的に行われていた。

倫理的に最も大きな問題は、1940年代半ばには有効な治療薬ペニシリンが梅毒治療の選択肢となっていたにもかかわらず、研究対象者達には提供されずに観察が続けられた点である。さらに、本来市民を守るべき公的機関が研究の主体であったという点も、大きな社会問題となった。

(3) 国家研究法（1974年）

　1960〜1970年代当時のアメリカにおける個人の権利を尊重する流れを背景に（当時の時代背景については第1章を参照）、非人道的な研究の相次ぐ発覚により研究に対する世論の批判的な関心が高まる中、タスキギー事件を契機に研究規制の法制化が進んだ。

　そして1974年、国家研究法（National Research Act）が成立した。同法では、連邦助成を受ける研究機関に倫理審査委員会の設置が義務づけられた。また、「生物医学と行動科学の研究における研究対象者保護のための国家委員会」が設立され、研究対象者保護に関する一連の報告書を刊行した。その1つが「ベルモント・レポート」（1979年）である。これは、研究倫理の体系的な枠組みを初めて示したものであり、日本を含めた各国における研究倫理ガイドラインの基礎として現在も大きな影響力を有している。

　以上のような戦後アメリカの研究規制の動きの中で、現在の研究倫理の考え方や制度的な基礎が形成された。

4．診療と研究の境界

　ベルモント・レポートは、診療と研究とを定義し、これらを区別すること

は、研究対象者を保護するために審査を受けるべき行為は何かを知るために、重要であるとした。

　診療は、特定の患者の利益を目的としており、医師は患者の最善の利益を考えて診療を行う。それゆえに、診療の内容自体は、医療の専門家たる医師に一定の裁量が認められる。

　他方、研究は、一般的な知識の獲得を主な目的としており、特定の患者の利益自体を目的としていない。そのため、研究対象者は、たとえ患者であっても、研究者にとっていわば研究のための手段となってしまい、研究者が研究対象者（である患者）の利益よりも研究目的達成の利益を優先してしまう恐れが常に存在する。したがって、たとえ研究者たる医師の患者であっても、研究対象者には、診療上の患者としての保護とは独立した、別途の保護が必要となる。具体的には倫理審査委員会における研究計画書の事前審査によって保護が実現される。

　ただし、診療と研究とを客観的に区別することは、実際には難しい。採血などの検査や投薬などの行為自体は、診療でも研究でも同じように行われる。また、標準治療から外れる医療行為や、未承認の医薬品・医療機器を用いる新しい医療行為であっても、診療として行われることもありうる。このように客観的に目に見える行為では区別できないので、「目的の違い」が区別の基準となる。

　診療の目的は「患者を治すこと」であり、患者は「目的」となる。一方、研究の目的は「知識を得ること」であり、研究対象者はその「手段」となる。患者に最適な診療を行う場合は診療であるが、後の学会発表や論文化のために、通常の診療には必要ではない検査を行ったり、通常の診療に必要な範囲を超えて電子カルテの情報にアクセスしたりする行為は研究となり、事前の倫理審査等の手続きが必要となる。

5. 基本的倫理原則とその応用

　ベルモント・レポートは、私たちの文化的背景の中で一般的に受け入れられ

てきた基本的倫理原則の中から、人を対象とする研究にとくに関連があるものとして、「人格の尊重（Respect for Persons）」「善行（Beneficence）」「正義（Justice）」の3原則を掲げ、またそれぞれの適用（Applications）を示している。

(1) 人格尊重の原則（Respect for Persons）とインフォームド・コンセント

　人格の尊重は次の2点で成り立つ。第一に、個人は自律的（autonomous）な存在として扱われるべきである。第二に、自律性が減弱した人びとは保護される権利がある。

　第一の点について、自律的な人間とは、自分の目的について深く考えることができ、そのように考えた方向で行動できる人のことをいう。自律性を尊重するとは、自律的な人間がよく考えた上で持つ見解や選択を尊重し、明らかに他者を害する場合以外はその人の行動を妨げないことをいう。一方、自律性を尊重しないとは、やむを得ない理由がないにもかかわらず、その人がよく考えた上で行った判断を否定したり、その判断に基づいて行動する自由を否定したりすること、あるいは、よく考えて判断するために必要な情報を与えないことをいう。

　第二の点について、すべての人が自己決定する能力があるとは限らない。自己決定する能力は、人が生きるうちに成熟していく。一方、病気や精神障害、自由を厳しく制限された状況などにより、完全もしくは部分的にこの能力を失う人もいる。未成熟な人びとや能力を欠く人びとを尊重するためには、彼らが成熟する間、または能力を欠く間、彼らを保護する必要があることがある。

　研究対象者を、自己決定による同意が可能な者に限定すると、自己決定する能力のない人びとを研究から排除することになる。そうすると、そのような人びとに関する疾患などの医学的な進歩が阻害されてしまい、かえって本人たちの不利益となりかねない。自己決定による同意を得ない研究による人権侵害という歴史的教訓を踏まえ、自己決定する能力を欠く人びとを保護しつつ、そのような人びとも研究対象者として包括する点が、ベルモント・レポートの特徴である。

この人格尊重の原則を応用し、研究の場で具体的に実現するのがインフォームド・コンセントである（医療やケアの現場におけるインフォームド・コンセントについては第2章を参照）。研究におけるインフォームド・コンセントとは、研究対象者が、研究者に対して、研究に参加することに同意するものである。ベルモント・レポートは、研究参加における適切なインフォームド・コンセントに必要な要素として、「①情報（Information）」、「②理解（Comprehension）」、「③自発性（Voluntariness）」の3つを挙げる。

まず、研究対象者が研究に参加するかを自己決定するには、まずその研究がいかなるものであるかの「①情報」が必要である。また研究対象者が、研究ではなく、自分に最善の診療を受けることに同意すると誤解する、いわゆる治療との誤解（therapeutic misconception）を避けることにも注意が必要である。研究者には、研究対象者の立場に立って、自己決定のために必要な情報とは何かを考えつつ、説明文書の記載や、説明の仕方を工夫することが求められる。

次に、情報を与えられても、それを「②理解」できなければ、自分が研究に参加するかどうかを判断し、同意することはできない。説明の際は、一般に高校生程度の理解力を前提にすべきとされ、義務教育を終えた人であれば理解できる程度の内容で説明する必要がある。しかし、研究に用いられる専門用語は一般人には難しく、また理解力は個人によってさまざまである。研究者は研究対象者の理解力に応じて、かみ砕いた表現をしたり、説明の途中で理解を確認したりするなど、説明の仕方を工夫する必要がある。

また、強制や不当な誘因によってなされた同意は「③自発性」に基づくものとは言いがたい。上下関係や依存関係のある場合にはとくに注意が必要である。例えば、医師が自分の担当する患者を研究対象とする場合、また大学の教員が学生を研究対象とする場合などが該当しうる。

(2) 善行原則（Beneficence）とリスク・ベネフィット評価

人びとを倫理的に扱うには、自己決定を尊重し、危害から守るだけではなく、彼ら自身にとって良い状態（well-being）を確保する努力をすることが必

要である。これが善行原則である。善行原則は、①危害を加えてはならないこと（do not harm）、②予想される利益を最大化し、予想される危害を最小化すること（maximize possible benefits and minimize possible harms）の2つのルールで定式化される。

　善行は、ヒポクラテスの誓い以来の医療倫理の根本原則である。しかし診療の場ではなく研究の場における場合は、診療と研究の違いに注意する必要がある。すなわち、診療は目の前の患者の利益そのものを考慮すればよいのに対し、研究の場合は、研究成果によって得られうる、新たな治療法のもたらす社会的利益についても考慮する必要がある。

　この善行原則は、リスク・ベネフィット評価（Assessment of Risks and Benefits）として研究において応用される。研究によるベネフィット（利益）については、研究に参加した患者に対する治療上の個人の利益（治癒やQOLの向上）と、新しい治療法の安全性や有効性が明らかになることによる社会の利益（将来の人びとの利益）の二つの要素を考慮する必要がある。一方、研究には、多かれ少なかれリスク（不利益）を伴う。これには、検査による痛みや時間的拘束などの確定的な負担と、薬の副作用等、発生するかどうかが不確定な危険性とが含まれている。

　これらを総合して判断し、ベネフィットがリスクを上回っていると判断される場合にのみ研究の実施が認められる。しかしベネフィットもリスクもいずれも人それぞれ異なる価値判断によって評価されるものであり、客観的な評価は難しい。そこで、価値観の異なる多様な立場の人がリスク・ベネフィットを討議して判断していくプロセスが求められる。そのため、倫理審査委員会の委員の構成には、職業や性別、所属機関等について一定の多様性を持たせることが求められる。

(3) 正義原則（Justice）と研究対象者の選択

　ベルモント・レポートにおける正義は、誰が研究による利益を受け取り、誰が研究による負担を負うべきかという分配の公平性の問題である。19～20世紀初期にかけて、研究対象者となる負担は貧しい病棟患者が負う一方、医療の

向上による恩恵は主に私費の患者に向けられたことや、ナチス・ドイツによる人体実験、タスキギー事件などが背景にある。これらは、研究による利益を受け取る者と研究によって負担を負う者の不一致や、研究の負担を負う者を選ぶ理由の不適切さ、負担の過酷さを示す例である。

正義原則は、研究においては研究対象者の選択として応用される。研究対象者の選択は、研究の目的や使用する薬・治療法の特性により、基準が定められ、研究計画書に明記される。これには科学的理由に基づく選択であることが必要である。

その際には、扱いやすい、立場が弱いなどの理由で特定の集団を科学的理由に基づかずに選択していないか、研究成果の恩恵を受ける集団と、研究参加のリスクや負担を負う集団とがかけ離れていないかという点に留意する必要がある。子ども、高齢者、障害者など、身体的・社会的に弱い立場にある者を対象とする場合にとくに注意が必要である。

社会的に弱い立場にある者には、例えば囚人、捕虜、兵士などのほか、研究責任者の部下や指導する学生なども該当しうる。社会的な立場の弱さとは、相対的なものであり、例えば勤務評定、成績などを評価される立場にある者は、評価する立場の者から研究参加を勧められると、断りづらい。

このような弱い立場にある者を対象とする研究については、倫理審査において、その人びとを対象にしないと研究が行えない科学的に合理的な理由があるかを慎重に検討した上で、研究対象者を保護し、安全性を担保する措置がとられているかを確認する必要がある。

6. 日本における研究倫理上の問題

ここまでは、ドイツやアメリカにおける研究倫理が問題となった事件やそれらを受けて作られてきた研究倫理のルールを見てきた。それでは日本においてはどうだろうか。

(1) 731部隊

　日本でも第二次世界大戦中に非人道的な人体実験が行われていた。関東軍防疫給水部本部、通称「731部隊」は中国東北部に位置する平房に本部を置き、兵士の防疫や給水活動を任務とする部隊として設置された。しかし実質的には細菌兵器の研究・開発等を行い、その中で中国人、朝鮮人、ロシア人捕虜などを対象に人体実験を行っていた。

　研究対象者は番号で管理され、「マルタ（丸太）」という隠語で総称された。人体実験は、研究のためにチフス、コレラなどに感染させる、凍傷を負わせるなどの過酷なもので、多くの対象者が死に至った。最終的に3,000人以上が犠牲になったと言われる。731部隊には大学に籍をおく医学者・医師が多く所属し、人体実験を行っていたが、戦後もその多くが戦犯としての責任を問われていない。政府は、国会答弁において、731部隊の存在は認めつつも、調査は困難であると述べており、人体実験の公式な検証は今後の課題である。

(2) その他の問題事案・学用患者

　その他の戦時中の事件としては、終戦直前の1945年に九州帝国大学医学部（当時）でB29の乗組員らアメリカ軍の捕虜8人を生きたまま解剖し臓器切除などを行ったとされる、いわゆる「九大解剖事件」（遠藤周作の小説『海と毒薬』の題材となっている）などがある。戦後も、がんの摘出手術を受けた女性が説明なしに抗がん剤を用いた2つの治療法を比較する臨床試験の研究対象者とされたことについて、裁判上、臨床試験への登録に関する説明義務違反が認められた、いわゆる「金沢大学付属病院事件」など、大学などの研究機関・病院における研究倫理上の問題事案が存在する。

　また、主に国立大学において、明治時代の設立時から、治療費を減免する代わりに患者が医学研究や教育に協力する「学用患者」という制度があった。貧窮していても治療を受けられる一方、その際に非人道的な扱いを受けたとの患者の手記（吉村義正『学用患者』流動1973年〈絶版〉）などが存在しているが、制度上の問題点は未だ十分に振り返られていない。

7. 日本における研究規制

　日本における研究規制は、まず治験（医薬品・医療機器等の承認申請のための臨床試験）におけるルールとして作られた。1989年に「医薬品の臨床試験の実施に関する基準について」（いわゆる旧GCP。Good Clinical Practice の略称であり、医薬品等の臨床試験を実施する際に企業や医療機関が守るべき基準をいう）が厚生省薬務局長通知として出され、その後薬事法（当時）改正に基づき、1997年に「医薬品の臨床試験の実施基準に関する省令」として省令化された（新GCP。なお、薬事法は2014年改正により「医薬品、医療機器等の品質、有効性及び安全性の確保等に関する法律」（薬機法）に名称が変更された）。これにより、日本においてもICH-GCP（日米EU医薬品規制調和国際会議により定められた新薬の承認審査に関する統一ガイドライン）に従った治験を行うことができるようになった。

　治験以外の臨床研究に関しては、まず1994年に厚生省「遺伝子治療臨床研究に関する指針」、文部省「大学等における遺伝子治療臨床研究に関するガイドライン」が作成された。その後、2001年の文部科学省・厚生労働省・経済産業省の3省合同「ヒトゲノム・遺伝子解析研究に関する倫理指針」をはじめ、倫理指針が相次いで作成された。2002年に文部科学省・厚生労働省合同「疫学研究に関する倫理指針」、2003年に厚生労働省「臨床研究に関する倫理指針」が作成され、より一般的な臨床研究の領域をカバーする指針ができた。疫学研究指針と臨床研究指針は2014年に統合され、それにさらにヒトゲノム指針を加えて、2021年に「人を対象とする生命科学・医学系研究に関する倫理指針」として統合された。

　臨床研究に関しては、製薬企業からの多額の経済的支援を受け、5大学が関与して行われた臨床試験でデータ操作による不正が認められ、論文撤回、また2014年には薬事法違反の裁判に発展し大きな社会問題となった、いわゆる「ディオバン事件」を背景に、2017年、一定の要件に該当する臨床研究を対象に、法律の下でモニタリングなどの研究実施の管理や利益相反管理を求める

「臨床研究法」が成立した。そのほか再生医療・研究に関する「再生医療等の安全性の確保等に関する法律」(2013 年成立) など、先進的な研究についてそれぞれ個別の法令・指針がある。研究者は自身が行う研究について該当する法令・指針を調べ、それらを遵守して研究を遂行する必要がある。

　以上のように、日本においても法令・指針が整備されつつあるが、GCP 省令、倫理指針、臨床研究法と 3 種の規制が存在するなど、研究者にとってもわかりづらいのが現状である。日本の医療・医学研究・医学教育における問題に関する歴史を批判的にふり返り、より統一したルールを作っていくことが今後の日本の研究倫理における課題である。

8. 倫理審査委員会と研究実施までの手続き

　倫理審査委員会とは、研究の実施の是非を、科学的および倫理的観点から事前に審議する委員会であり、研究対象者保護を主な目的とする。アメリカでは各研究機関内に設置されることが多いが、イギリス・フランスでは地域ごとに設置されている。日本では機関内設置の委員会が多かったが、近年、手続きの合理化のため、研究に参加する複数の機関について一括して任意の委員会による審査を行う中央一括審査が推進されている。

　人を対象とする研究をする場合、おおむね共通して次の手順を経ることになる。①研究を立案し、研究計画書を作成する。②倫理審査を受けて承認を得る。③所属機関の長の許可を得る。これらの手続きを経て初めて研究を開始することができる。これらの手続きは、自分の研究に該当する法令・指針や、また所属している機関、学会などのルールも遵守して行う必要がある。申請する倫理審査委員会の事務局などとよく相談して手続きを進めていくとよい。

9. 研究公正（research integrity）

　研究活動は、研究者相互の信頼や、社会からの研究者への信頼に支えられている。研究者は、このような信頼に応え、誠実に研究活動を行わなければなら

ない。そのためには、研究対象者保護に取り組むことはもちろん、研究実施中にデータなどを取り扱う際や、研究結果を学会や論文で発表する際にも、研究者として守るべきルールがある。

(1) 3つの研究不正行為（特定不正行為）

　研究者に求められる最低限のルールとして、絶対に行ってはいけない、次の3つの研究不正行為がある。①捏造(ねつぞう)（fabrication）とは「存在しないデータ、研究結果等を作成すること」をいう。②改ざん（falsification）とは、「研究資料・機器・過程を変更する操作を行い、データ、研究活動によって得られた結果等を真正でないものに加工すること」をいう。③盗用（plagiarism）とは、「他の研究者のアイディア、分析・解析方法、データ、研究結果、論文又は用語を当該研究者の了解又は適切な表示なく流用すること」をいう（前掲平成26年ガイドライン）。英語の頭文字から"FFP"ともいわれる。

　これらの行為はなぜ行ってはいけないのか。まず、研究は先行する研究の上に積み重なっていくところ、①捏造や②改ざんが行われると、発表されたデータや成果を信頼して次の研究を行う者の時間や労力、研究費を空費させることになってしまう。そのほか真理を探究するという科学研究の目的への裏切りであること、科学者コミュニティに対する社会の信頼を失わせることも挙げられる。さらに誤ったデータに基づき医薬品等が製造されたり、治療法が用いられたりすることで、人びとの健康・安全に害を与える恐れもある。

　③盗用については、研究成果が研究者自身のものであるという信頼を裏切ることになってしまうほか、研究者本人の科学者としての倫理的な誠実さを欠く点などが挙げられる。ただ、研究成果を発表する際には、必ず先行研究について言及する必要があり、他人の研究成果を利用することは避けられない。そこで、他人の研究成果を利用する際には、どの部分が他人の研究成果で、どの部分が研究者自身の成果なのかを明確に区別して示し、その上で出典として、他人の研究成果を、注や参考文献の形で明示する必要がある。このような「出典の明示」をすることで、適切に先行研究に言及することができる。逆に「出典の明示」を怠ると、「盗用」となりかねないので、十分に注意する必要がある。

(2) 誠実な研究活動中の間違いとの区別

　研究は、生身の人間が試行錯誤しながら行うものであり、結果的に正しくない処理を行ってしまうこともありうる。それゆえに、結果的な誤りをすべて「不正」としてしまうと、研究活動が萎縮してしまう恐れもある。そのため実際に不正が疑われた場合でも、それが故意、あるいは研究者として求められる基本的な注意義務を著しく怠ったものであるかが、慎重に調査される。誠実な研究活動中の間違いと不正とは区別されるため、必要以上に研究活動を恐れる必要はない。あくまで研究者自身が、現実的に可能な注意を、誠実に働かせることが求められている。

(3) 研究不正の防止と対応

　日本には、アメリカのORI（Office for Research Integrity：研究公正局）のような研究不正に対応する公的機関はないが、政府や各省庁、専門団体、研究機関によって研究公正に関する指針やガイドラインが作成されている。これらには法律のような刑事罰をともなう強制力はない。しかし違反すれば、公的に助成を受けた研究費の返還や、所属する大学・研究機関における処分の対象となりうる。これらは実質的には研究者にとって死活問題となる。研究者一人ひとりが研究公正に関する理解を深め、自身の研究に関連する各指針・ガイドラインを守って研究活動を行うことが求められる。とはいえ、自分一人だと判断に迷うことも多い。研究を行う中で、研究公正の観点から疑問が生じた場合は、信頼できる教員や同僚、研究機関の窓口等に相談するとよい。

10. 研究者の社会に対する責任

　科学技術の進歩につれ、科学技術の開発自体が倫理に反する可能性を有する例も増える。例えば、遺伝子治療の中でも子孫に受け継がれる卵子や精子（生殖細胞）に行う遺伝子操作については、倫理的観点から現在は研究も含めて多くの国や地域で禁止されている（詳細は第10章を参照）。このように、技術的に可能であっても、研究の実施自体が倫理的に許容されるかが問題となる場

合がある。

　また、研究成果が民間の利用だけでなく軍事目的にも利用され得る、いわゆる「デュアルユース」の問題もある。ウイルス研究の成果がバイオテロに用いられるなどのバイオセキュリティの問題のほか、科学者の軍事協力という問題も含まれる。日本学術会議は、歴史的経験を踏まえ、軍事的安全保障研究における、政府による研究者の活動への介入が強まる懸念などを指摘する「軍事的安全保障研究に関する声明」を 2017 年に発出して、さらなる議論の必要性を示した。

　以上のように、研究者は自分の専門分野だけでなく、歴史や政治も含めた広い視野から、科学者・研究者としての社会的役割についても考える必要がある。

おわりに

　「研究倫理」と言うと抽象的だが、実際に研究する研究者にとっては、研究倫理指針や、大学や学会の規程など、具体的なルールとなって目の前に立ち現れてくる存在でもある。これらの具体的なルールは、倫理審査の書類の準備など、時に面倒くさくも感じられる。しかし、ここまで見てきたように、これらのルールは過去の非人道的な研究の歴史を踏まえた上で築かれてきたものである。研究者一人ひとりが具体的なルールの背景を理解し、より良い「研究倫理」のあり方を常に考えていく必要がある。

参考文献

赤林朗 編『入門・医療倫理Ⅰ〔改訂版〕』勁草書房 2017 年。
井上悠輔・一家綱邦 編『医学研究・臨床試験の倫理——わが国の事例に学ぶ』日本評論社 2018 年。
神里彩子・武藤香織 編『医学・生命科学の研究倫理ハンドブック〔第 2 版〕』東京大学出版会 2023 年。
笹栗俊之・武藤香織 責任編集『研究倫理』（シリーズ生命倫理学 第 15 巻）丸善出版 2012 年。
田代志門『研究倫理とは何か——臨床医学研究と生命倫理』勁草書房 2011 年。
常石敬一『七三一部隊——生物兵器犯罪の真実』講談社 1995 年。

新村拓『近代日本の医療と患者——学用患者の誕生』法政大学出版局 2016 年。
日本学術振興会 編『科学の健全な発展のために——誠実な科学者の心得』丸善出版 2015 年。
橳島次郎『科学技術の軍事利用——人工知能兵器、兵士の強化改造、人体実験の是非を問う』
　　平凡社 2023 年。

第4章　臨床倫理
——臨床実践上の諸問題への向き合い方

秋葉　峻介

はじめに

　本章では、臨床実践上の諸問題に応じるための枠組みとして、「臨床倫理（学）」について扱う。今日の医療やケアの現場では、インフォームド・コンセントの権利、自己決定（権）など、患者の自律性に基づく諸権利を尊重した医療体制が展開されている。こうした患者中心の医療システムにおいては、患者の意向や最善の利益をどのように実現していくかということが問題となる。以下、こうした問題と向き合うために、「臨床倫理（学）」とは何であるか整理し、その仕組みや理論、具体的な方法論について概説する。

1. 臨床倫理（学）とは何か

　医療やケアの現場では、医療者（以下、すべて医療関連職や介護職も含んで「医療者」と表記する）と患者・家族という関係のみならず、医療者同士や患者・家族以外の関係者との関係など、さまざまな立場の人たちが関わり合うこととなる。立場や考え方の相違から、意見の不一致や対立、あるいは疑問や葛藤が生じることも少なくない。こうした臨床上の諸問題に応じる枠組みとしての「臨床倫理（学）」がどのようなものであるか整理してみよう。
　第1章でも確認したように、生命倫理（学）が対象とする問題領域は広範にわたる。この問題領域のうち、医療従事者と患者との関係を中心として、医学

研究、医療技術、診療、保健、疾病予防、ケアなどの医療領域に関わる実践倫理・社会規範を「医療倫理（学）」と区分けすることができる。この「医療倫理（学）」の領域のうち、臨床上の諸問題について、医学的視点だけでなく倫理的視点から個別の事例を分析・比較・検討し、倫理的に適切な判断・評価・選択を行おうとする研究と実践が「臨床倫理（学）」である。

　第1章や第2章で詳述してきたように、1960年代〜1970年代にかけて、米国で勃興した生命倫理（学）の背景としては、公民権運動をはじめとする個人の権利意識が向上・確立してきたことや、科学技術や医療技術の高度化にともなう新たな医療上の問題に対応する倫理規範が求められたことが挙げられる。

　これらを経て、1980年代には先端医療に関する問題のみならず、われわれが日常的に享受する医療やケアについても、個人の権利や意向を適切に反映させるための、医療者と患者・家族とのコミュニケーションの在り方などの問題に対応すべく、より実践的な枠組みや考え方が求められることとなった。こうした背景から、医療者や哲学・倫理学者などが協同して、「臨床倫理（学）」という研究領域が確立していくこととなり、その実践もまた「臨床倫理（学）」の取り組みとして普及していったのである。

　個別の事例に即した対応を検討するという意味では、同じ病気であったり、同じ薬剤を使用したりするからといって、それらに対して唯一無二でどのような状況でも「正しい」答えが共通して導き出されるというわけではない。患者の意向はどうか、あるいは家族はそれに合意しているのか、医療者側の考えはどうか、といったさまざまな要素の組み合わせは、個別の事例によって異なることがほとんどである。それゆえに、多くの場合「臨床倫理（学）」に求められるのは、その事例において適切な意思決定をどのように行うべきか、という問題への向き合い方だといえる。「臨床倫理（学）」の研究や実践には、患者中心の医療システムの実現、患者の自律や意向の尊重、最善の利益の実現、という理念がその根本に置かれているのである。

2. 本人にとっての最善の利益を考える仕組み

　個別の事例に即した対応を検討するにあたっては、その事例に関する情報や検討すべき要素を的確に収集したり共有したりすることが不可欠である。どのような仕方でこれが達成されるのか、また、その際に何を／どう焦点化していけばよいのかについて確認しよう。

(1) 意思決定の現代的な在り方としての共同意思決定
　患者一人ひとりのニーズや状態を踏まえて、何が問題になっているのかを検討するということは、患者が直面している具体的な問題に医療者も同じ目線で向き合うということである。第2章で確認したように、今日の医療やケアをめぐる意思決定は、たんに患者本人と医療者との二者関係において成立するようなインフォームド・コンセントが構成されていればよいというわけではない。アドバンス・ケア・プランニング（Advance Care Planning：ACP）や、そこで行われる患者・家族・医療者をはじめとする関係者が協力して患者にとっての最善を探究するような仕方が望ましいとされる。関係性を踏まえて、患者・家族・医療者が共同（あるいは協同、協働）して行う意思決定を「共同意思決定」という。

　「共同意思決定」とは、医療者と患者が協力して、患者にとってもっとも大切なこと、患者個人の関心事、好み、目標、価値観に沿った医療上の意思決定を行うためのコミュニケーションプロセスである。考え得る選択について、それぞれのメリットやデメリットなどを整理し、本人にとって相対的に最善の選択肢を導き出すという意味では、価値評価・価値判断の考え方と結びつきが強いことがうかがえる。そしてまた、コミュニケーションのプロセスだということからわかるように、情報や意向などは一方通行であってはならず、かならず患者・家族・医療者の間で双方向的にやり取りがなされる必要がある。したがって、ここでの医療者の役割は、たんに患者・家族に向けて医学的知識に基づく情報や治療方針を発信・説明すればよいというわけではない。

共同意思決定においては、特定の医療職だけではなく多職種から成る「医療・ケアチーム」として参画することが今日ではとくに重要とされる。そしてそこにおいて医療者に求められるのは、患者の意思決定を支援する「助言者」としての役割である。このために、専門職としての知識や経験をもとに、患者・家族の側から投げかけられるニーズや、それを下支えする価値観や人生観、死生観などを的確に受け止める必要がある。それらの情報や意向に照らし、医学的な適切性や妥当性に関する情報と合わせて、目の前にいる患者本人にとっての最善に合致するような選択肢を患者・家族と一緒に検討していくことになる。

　多職種から成る「医療・ケアチーム」として参画することが推奨される理由は、職種によって患者・家族との関わり方や知り得る情報、そして職業倫理などが異なるというところにある。患者の意向やニーズを的確に把握し理解するためには、さまざまな情報が必要になるし、そのためにはできるだけ多くの観点・視点を持って患者と向き合うことが有効なのである。それゆえに、「共同意思決定」というコミュニケーションのプロセスにおいては、医療者と患者・家族との関係という構図だけでなく、医療者側の多職種連携・多職種間における関係という構図もまた重要な意味を持つ。

(2) 重要概念としての「いのち」

　「共同意思決定」が患者の意向やニーズ、諸価値観に関する情報を収集・整理した上で価値評価・価値判断するような性質を備えるのであれば、それらの諸情報をまとめ上げるような概念とはいったい何だろうか。これについて、近年手掛かりとしてもっとも注目されているのが「人生」や「物語」、そして「いのち」である。

　たとえば、われわれ人間は「いのち」があってこの世に存在している。この「いのち」なるものは、英語でいうと"life"である。この訳として、「生活」「生命」「人生」などが文脈に合わせて使い分けられていることは一般によく知られている。これらを総合した概念として「いのち」が位置づけられる。医療やケアの現場において、この「いのち」は大きく次の2つに区分されることが

ある。ひとつは「生物学的生命」、もうひとつは「物語られるいのち」である。

　まずは、「生物学的生命」である。医療やケアの第一義的な目的は、病気や怪我などを治したり、緩和したりすることにある。このために、まずは病気や怪我などの原因や状態について検査し、詳細に調べる必要がある。原因が特定できたならば、それに対する治療や手術、処置などにつなげることができ、それらが成功したときに、目的は達成される。この文脈においては、医療者が生物学や医学の知識や経験に基づいて直接対象にしているのは、生物学的な意味での「生命」である。したがって、医療やケアが対象としている「生命」は、生物学や医学、科学といった客観的指標に基礎づけられた概念だといえる。この「生物学的生命」は、われわれが「いのち」ある者として存在するためのもっとも基本的な土台でもある。

　続いて、「物語られるいのち」である。「生物学的生命」を土台として、われわれは「いのち」ある者として存在し、「生活」の積み重ね・連続である「人生」を送る。「生活」を積み重ねるのも、「人生」を送るのも、その主体はわれわれ一人ひとりである。この「人生」をどう生きるべきかと構想したり、どう生きてきたかと振り返ったり、それらを語る主体もまたわれわれ一人ひとりである。これらに鑑みるならば、われわれ一人ひとりが、わたしの「人生」という「物語」を語るという意味において、「生物学的生命」という土台の上に展開される「生活」や「人生」、そしてその「物語」が統合された「物語られるいのち」を生きているといえる。

　「いのち」の2つの様相が確認できたところで、「共同意思決定」において価値評価・価値判断するということについて目を移してみよう。われわれが出来事や経験、生活の積み重ねやエピソードなどを自らの「人生」において価値づけているとみるならば、そこでわれわれは、「物語られるいのち」というレベルで価値評価・価値判断していることになる。したがって、「共同意思決定」における重要な手掛かり・概念としての「いのち」とは、「物語られるいのち」がその主軸となっていることがわかる。

　「物語られるいのち」を生きる中で、われわれは日常において特別に意識せずとも、自らの意向や価値観を反映させつつ出来事や経験を解釈し、自らを構

成するものとして受け止めている。それらは、他者との関係において語り／語られて自己の構成に反映されることもあるだろう。この積み重ねによって紡ぎ出されるのが「人生の物語り」である。過去から現在にかけての「人生の物語り」は、さまざまな価値観や信条・信念、解釈が複合的に折り重なって本人（や家族、それを受け取る医療者）にとって確かなものとして浮かび上がってくるものである。

　「共同意思決定」において諸価値を評価・判断するに際しては患者の「人生の物語り」を中心に据えて、患者・家族・医療者のそれぞれがそれぞれの立場で受け取り、解釈することが必要となる。このときに、患者自身もまた、自ら語ることで、そして家族や医療者の解釈を語られることで、「人生の物語り」を再構成する契機を得ることになる。こうしたコミュニケーションのプロセスを経て、本人にとっての最善の利益が明瞭になっていくのである。

(3) 臨床倫理コンサルテーション

　「共同意思決定」という仕方が、本人にとっての最善の利益を明らかにするにあたって有用であることはここまでに見てきたとおりであるが、必ずしもこの仕方で患者・家族・医療者が治療やケアをめぐる方針に合意できるとも限らない。直接の当事者だけではなかなかうまく調整がつかないということもあるだろう。このような場合に、実際に治療やケアにあたっている医療者ではなく、第三者的な視点から問題を整理・検討する立場にある者へ相談するという方法が有効であるとされ、近年急速にそうした取り組みや体制づくりが進められている。この取り組みや体制を「臨床倫理コンサルテーション」という。

　「臨床倫理コンサルテーション」は、関係者が患者・家族の受ける診療行為に懸念や疑問、倫理的ジレンマを感じたとき、依頼に応じて患者の診療やケアなどに関わる倫理問題を把握し、分析した上で、相対的に最善の選択肢や妥当な結論を導出すべく、対話を促進し助言する支援活動のことである。この取り組みや体制が登場したのは、1990年代後半頃の米国であるとされ、2000年代には病院の約8割で導入が進んでいるとされる。日本においても、各種専門職団体や学会などが主導して、研修・講習が開催されたり、認定資格化されたり

と人材育成と合わせて普及・導入が進められている。

　実際の医療機関等での取り組みでは、個人でこれを担当する場合と、少人数でのチーム形式で担当する場合などがある。後者の場合には、多職種連携を念頭に置き、医師、看護師、医療ソーシャルワーカー、倫理の専門家、法学の専門家など、さまざまな背景をもつ職種が参加することが一般的である。また、患者の立場に近いことから、専門的な知識を有しない一般の立場の事務職や、対応事例に直接関係しない患者会のメンバーなどが参画することもある。なお、こうした取り組みや体制を「臨床倫理委員会」などの委員会形式で担う場合もある。いずれの形式をとるにせよ、その役割は共通していることから、機関の規模や扱われる問題の内容・特徴に合わせて、より効果的に機能する形式での導入・整備が求められるところである。

3. 事例検討の方法論

　個別の事例に対する向き合い方や、そこで重要な手掛かりとなる概念について確認できたところで、事例について検討する際にはどのような方法が用いられているのか、代表的な2つの方法を取り上げて概説しよう。

(1) 4分割法

　まず、アルバート・R・ジョンセンらによる「4分割法」である。臨床倫理（学）における実践的方法としてもっともよく知られる方法のひとつであるこの方法は、「医学的適応（Medical Indication）」「患者の意向（Patient's Preference）」「QOL（Quality of Life）」「周囲の状況（Contextual Features）」の4つに情報を整理した「4分割表」を用いた分析方法である。これら4項目の検討順序は明確に決められているわけではないが、全症例について同じ順序で検討することがジョンセンらによって推奨されている。以下、便宜的に順を追ってそれぞれの項目を確認するが、検討の順序として推奨する意図はないことを断っておく。また、それぞれの項目において検討すべき具体的な内容については【図1】を適宜参照されたい。

「医学的適応」は、当該事例において選択肢となり得る医療行為について、検討対象となっている患者について医学的適応があるのかどうか、また、患者に関する医学的な観点からの情報を整理・検討する項目である。したがって、診断内容や予後、病状、治療による効果や副作用、代替的に考えられる手段などの情報がこの項目に関連する。

　「患者の意向」は、患者の自律や自己決定（権）の尊重と関わりの深い項目である。ここでは、患者の判断能力の有無や程度、具体的に表明されている意向の有無やその内容、判断能力がない場合の代諾者はだれか、などに関する情報を整理・検討することになる。

　「QOL」は、クオリティ・オブ・ライフ、すなわち生活の質に関する情報を整理・検討する項目である。QOLに影響すると思われる事柄として、身体機能、痛みの程度、精神的苦痛などもこの項目に含まれる。注意すべきは、患者の価値観に基づくQOL評価と、医療者の価値観・医学的妥当性に照らしたQOL評価とが必ずしも一致するわけではないということである。これについては、それぞれの立場・観点から情報を持ち寄り、整理・検討することが求められる。患者の諸価値観と「物語られるいのち」という関係を理解した上で検討されることもまた必要である。

　「周囲の状況」は、患者を取り巻く社会的・法的・経済的・制度的状況を整理・検討する項目である。家族との関係や家族の意向、あるいは患者の信仰や文化的背景・要因などについてもこの項目において整理・検討される情報として含まれる。

　以上の４項目について、【図1】に示した検討内容に関する情報を収集・整理・検討することによって、患者にとっての最善の利益を反映させた具体的に取るべき選択肢や方法などを決定していく。なお、【図1】に示したすべての内容を必ず埋めなければならないということではなく、事例によっては当然埋まらない／埋められない内容もある。関係者によって集め得る情報を整理して、多角的な検討を行うことこそが主眼にあり、たんに項目を埋める作業とならないように十分な留意が必要となる。

医学的適応	患者の意向
1. 患者の医学的問題は？問題は急性、慢性、重篤、可逆的、救急、終末期？ 2. 治療の目的は？ 3. 治療が成功しそうにないのはどんな場合か？ 4. 選択肢となる治療法それぞれの成功率はどれくらいか？ 5. 要するに、患者は医療処置や看護ケアによってどのような利益を得られるのか？またどのように危害を避けられるのか？	1. 患者は診断や治療の利益とリスクについて説明され、その情報を理解し、同意しているか？ 2. 患者には精神的・法的な意思決定能力があるか？あるいは意思決定能力がないという証拠はあるか？ 3. 意思決定能力がある場合、治療選択に関する患者の意向は何か？ 4. 意思決定能力がない場合、患者の過去の意向はあるのか？ 5. 意思決定能力がない患者のために決定を行うのに適切な代諾者は誰か？代諾者の意思決定を導くべき基準は何か？ 6. 患者は治療に協力的でなかったり、協力できなかったりするか？もしそうならその理由は？
QOL	周囲の状況
1. 治療した場合、しなかった場合それぞれの日常生活に戻れる見込みはどうか？治療が成功した場合、患者が経験しそうな身体的・心理的・社会的問題は何か？ 2. 自ら判断したり、意向を表明できない患者に対してQOLが低いと他者が評価する根拠にどのようなものがあるか？ 3. 患者のQOL評価の際に医療者が偏見を抱くおそれはあるか？ 4. 患者のQOLを改善することに関してどのような倫理的課題があるか？ 5. QOL評価によって治療計画の変更（生命維持治療の中止など）をもたらすような問題が提起されうるか？ 6. 生命維持治療の中止を決定した後に、苦痛緩和や快適さの維持に取り組む計画はあるか？ 7. 医療者が死の過程を幇助（ほうじょ）することは倫理的・法的に許容されるか？ 8. 自殺の法的・倫理的位置づけは？	1. 専門職側や専門職間、あるいは経営的な利害関心が患者の治療において利益相反を生じさせていないか？ 2. 医師と患者以外に治療方針決定に参加すべき関係者（家族など）はいるか？ 3. 第三者の有する正当な理由により、患者に対する守秘義務に加えられる制限は何か？ 4. 治療方針決定において利益相反を生み出す経済的な要因が存在するか？ 5. 治療方針決定に影響する資源配分の問題はあるか？ 6. 治療方針決定に影響しうる宗教的要因はあるか？ 7. 治療方針決定に影響しうる法的問題は何か？ 8. 治療方針決定に影響する臨床研究や医学教育に関する考慮はあるか？ 9. 治療方針決定に影響する公衆衛生や安全に関する考慮があるか？ 10. 組織上の立場が治療方針決定に影響しうる利益相反を生じさせていないか？

【図1】ジョンセンらによる4分割表

(Jonsen, A.R., Siegler, M., & Winslade, W.J. *Clinical Ethics: A Practical Approach to Ethical Decisions in Clinical Medicine, 9th ed.* McGraw-Hill Education. 2021. の巻末付録を訳したもの。既存の訳が存在するものはそれを参照している)

また、「4分割表」はあくまでも情報の整理・検討のためのツールであるため、項目を埋めたからといって解決策が自動的に浮かび上がってくるわけではない。したがって、ツールを使用する側である医療者には、収集し整理した情報をもとに、関係者間でのコミュニケーションのプロセスを通じて建設的な話し合いを行えるだけの姿勢や態度、スキルが求められることになる。

(2) 臨床倫理検討シート
1) 臨床倫理検討シートの構成
　日本においては「4分割法」と同程度活用されるようになってきた、「臨床倫理検討シート」による検討方法が清水哲郎らによって開発されている。1999年に初版が公開された後、いく度かの改訂を経て、現在は2023年9月改訂版が用いられており、それは3種のシートから構成される(【図2】～【図4】)。この方法の特徴として、「4分割法」には4項目の検討順序を明確にしていなかったり、情報を書き出した後の検討の流れなどがつかみづらかったりというデメリットがあることを克服すべく、話し合いにおける順序を明確に示したことが挙げられる。検討の順序を確認していく前に、まずは3種のシートのそれぞれについて概要を整理しておきたい。
　第1のシートは「事例提示シート」である(【図2】)。このシートは、すべての事例検討について共通の基本情報を提示するものである。また、検討対象となっている事例について、その「ナラティブ」(出来事や経験についての言語記述を何らかの意味のある連関によってつなぎ合わせたもの、あるいは、つなぎ合わせることによって意味づける行為(『新版増補 生命倫理事典』))を共有することを目指した検討のために用いられる。
　検討事例を把握・理解するうえで、このシートには報告者によって事例の内容が時系列的に整理・記載されることになる。それらの内容は、報告者によって把握・構成された時間の流れという意味で「ナラティブ」なのである。このことを念頭に置き、「ナラティブ」としての諸情報を手掛かりとして、報告者が何を問題だと感じたのか、また、事例の経過においてどこがポイントだと感じたのかを理解することが目指される。臨床倫理的問題を抱いている報告者の

「ナラティブ」を参加者が共有することで、検討すべき論点がより明確になる。

第2のシート、「カンファレンス用ワークシート」(【図3】)は、事例検討を行うにあたり、参加者が検討すべきことに正しい順序で向き合うための道筋が示されたシートである。このシートを用いて、「医学的・標準的な最善の判断」や「医療側の対応」、「本人の思い」「家族の思い」について検討し、その上で、「本人の人生にとっての最善」と、必要に応じてこれに関連する「家族への配慮」を検討することにつなげる。

第3のシートは「益と害のアセスメントシート」である(【図4】)。「カンファレンス用ワークシート」を用いた検討において、複数の中から最善の選択肢を見いだす必要が生じた場合に使用するシートである。患者にとっての最善の利益を考えるにあたっては、ひとつの選択肢の益／害を検討しただけでは、本当にそれが最善なのかどうか判然としない。したがって、取り得る選択肢をすべてあげて益／害を比較し、相対的に最善であると評価できる選択肢を選ぶことが重要である。各選択肢の益／害を比較するにあたり、それぞれを情報として可視化することができるため、とくに整理を要するような場合に用いられるシートである。

2) 臨床倫理検討シートを用いた検討の順序

前述した3つのシートの内容を踏まえ、具体的な検討は主に「カンファレンス用ワークシート」(【図3】)を用いて行われる。各項目について確認できることや検討を要することを挙げ、以下の順序で具体的に検討を進めていくことになる。

① A1-A2、B1-B2(どこかで必要に応じてC、D)
② A系列、B系列の検討を踏まえてE1-E2の検討に進む
③ 最後にE3の検討、これからどのように対応していくかについてまとめる

各項目の検討にあたっては、その前提であり共通の基本情報が記載されてい

る「事例提示シート」(【図2】)の内容を参加者一人ひとりが正確に理解しておくことが求められる。また、具体的な検討の段階においても、「事例提示シート」(【図2】)を適宜参照し、該当する項目や内容、検討すべき点を的確に見いだして把握することが重要である。加えて、先に確認したように、この段階において、複数の選択肢の中から相対的に最善の選択肢を見いだす必要が生じた場合には、必要に応じてサポートツールである「益と害のアセスメントシート」(【図4】)を活用する。

〔臨床倫理検討シート〕　事例提示シート
*検討内容:前向きの検討:方針の決定／医療・介護中に起きた問題への対応
振り返る検討:既に起こったことを見直し、今後につなげる
記録者[　　　]　日付[　年　月〜　月　]

〔1〕本人プロフィール

〔2〕経過

【本人の人生に関する情報】

〔3〕分岐点

【図2】臨床倫理検討シート・事例提示シート
(臨床倫理プロジェクト「臨床倫理検討シート」(http://clinicalethics.ne.jp/cleth-prj/worksheet/) より)

第 4 章　臨床倫理——臨床実践上の諸問題への向き合い方

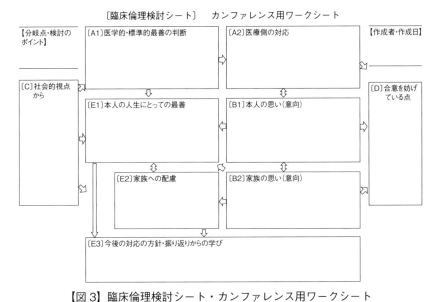

【図 3】臨床倫理検討シート・カンファレンス用ワークシート
(臨床倫理プロジェクト「臨床倫理検討シート」(http://clinicalethics.ne.jp/cleth-prj/worksheet/) より)

〔臨床倫理検討シート〕 益と害のアセスメントシート（A1&E1用）

選択肢	この選択肢を選ぶ理由／見込まれる益	この選択肢を避ける理由／益のなさ・害・リスク

【図4】臨床倫理検討シート・益と害のアセスメントシート
（臨床倫理プロジェクト「臨床倫理検討シート」(http://clinicalethics.ne.jp/cleth-prj/worksheet/）より）

　以上のように、「4分割法」とは違って、臨床倫理検討シートを用いた検討には明確な手順が存在する。実際に本方法で検討を行うにあたっては、本章の参考文献に示した「臨床倫理プロジェクト（http://clinicalethics.ne.jp/）」から提供される資料等を適宜参照しながら臨むことで、より有効に検討を進めることができるだろう。

おわりに

　以上、臨床実践上の諸問題に応じる枠組みとしての「臨床倫理（学）」について、その理論・実践を概観してきた。患者中心の医療やケアの実現という理念のもと、今日の医療・ケアの実践をめぐる環境や患者からのニーズなども多様化が進んでいる。そうしたことの影響として、臨床実践上の新たなジレンマや倫理的問題が生じることも見通せるだろう。

　「臨床倫理（学）」の理論・実践が、個別の事例や眼前の患者からの個別のニーズに即して向き合うために登場し展開してきたことに照らすならば、新たなジレンマや倫理的問題に対しても同様に向き合っていくことが求められる。他方で、そうした事態について、医療やケアの元来の領分としてどこまで対応すべきか、あるいは、医療やケアの領分に関するパラダイムシフトが必要な段階が到来しているのかなど、批判的もしくは反省的に見極めていくこともまた、新しい倫理や規範を考える上では必要となるだろう。

参考文献

会田薫子 編『ACP の考え方と実践——エンドオブライフ・ケアの臨床倫理』東京大学出版会 2024 年。

秋葉峻介『生／死をめぐる意思決定の倫理——自己への配慮、あるいは自己に向けた自己の作品化のために』晃洋書房 2024 年。

浅井篤・曾澤久仁子 責任編集『臨床倫理』（シリーズ生命倫理学 第 13 巻）丸善出版 2012 年。

黒崎剛・吉川栄省 編『生命倫理の教科書——何が問題なのか〔第 2 版〕』ミネルヴァ書房 2022 年。

清水哲郎『医療・ケア従事者のための哲学・倫理学・死生学』医学書院 2022 年。

清水哲郎・会田薫子・田代志門 編『臨床倫理の考え方と実践——医療・ケアチームのための事例検討法』東京大学出版会 2022 年。

霜田求 編『テキストブック生命倫理〔第 2 版〕』法律文化社 2022 年。

伏木信次・樫則章・霜田求 編『生命倫理と医療倫理〔第 4 版〕』金芳堂 2023 年。

アルバート・R・ジョンセン、マーク・シーグラー、ウィリアム・J・ウィンスレイド（赤林朗・蔵田伸雄・児玉聡 監訳）『臨床倫理学——臨床医学における倫理的決定のための実践

的なアプローチ〔第5版〕』新興医学出版社 2006 年。

Jonsen, A.R., Siegler, M., & Winslade, W.J. *Clinical Ethics: A Practical Approach to Ethical Decisions in Clinical Medicine, 9th ed.* McGraw-Hill Education. 2021。

臨床倫理プロジェクト（http://clinicalethics.ne.jp/）

第5章　安楽死・尊厳死・医師による自殺幇助

鍾　宜錚

はじめに

　人には死を決定する権利があるだろうか。死に向かうプロセスにおける医学的介入はどうあるべきか。日本では、2007年に超高齢社会に突入し、老いや病と向き合いながら人生の終わりを迎えることを余儀なくされている。多死社会と呼ばれている今、死について誰かと話すことや、最期を迎える際にどのような治療が望ましいかを考えることの重要性は理解されつつも、その実行は必ずしも容易ではない。自分の最期は自分で決めたい、最後まで自分らしく生きたいと願う人は多いが、それに関わる個々の選択肢とその倫理的妥当性を知ることが重要である。

　「患者の権利に関する世界医師会リスボン宣言」では、「患者は、人間的な終末期ケアを受ける権利を有し、またできる限り尊厳を保ち、かつ安楽に死を迎えるためのあらゆる可能な助力を与えられる権利を有する」と示されている。終末期において「安楽に」死を迎える権利とは何か。本章では、この「死ぬ権利」の問題について、言葉の定義を説明した上で、尊厳死、安楽死、医師による自殺幇助の順に国内外の動向と議論を説明していくこととする。

1. 安楽死、尊厳死、医師による自殺幇助——定義と分類

　安楽死（euthanasia）の語源は、ギリシア語の「よき（eu）」と「死

(thanatos)」に由来している。歴史的経緯や分類によって多様であるが、生命・医療倫理の文脈においては「苦痛からの解放を目的に、意図的に死に至ること、または死に至らしめること」（『新版増補　生命倫理事典』）、「死期が切迫した病者の激しい肉体的苦痛を病者の要求に基づいて緩和・除去し、病者に安らかな死を迎えさせる行為のこと」（『医事法辞典』）と定義される。その上で、安楽死は医師の行為の種類によって、さらに「積極的安楽死」、「間接的安楽死」、「消極的安楽死」に分類できる。「積極的安楽死」とは、医師が患者に塩化カリウムや筋弛緩剤などの致死薬を注射することによって患者の命を直接的に終わらせることを指す。これは安楽死に対する一般的な認識であり、その是非は古くから議論されている。

　続いて「間接的安楽死」とは、モルヒネやオピオイドなど鎮痛薬を用いた苦痛緩和・除去の付随的結果として死期が早まることを指す。医療現場ではこれを緩和ケアや緩和的鎮静（セデーション）の一種として考えられていることもあるので、本人の希望があれば倫理的に許容されることが多い。最後に「消極的安楽死」とは、患者の意思に応じて延命措置を差し控えたり、現在行っている治療を中止したりすることを指す。患者の延命拒否の意思のもとで行われることなので、消極的安楽死は倫理的に妥当な行為とみなされることが多い。ただ、安楽死という言葉を使うと積極的安楽死と混同されがちなので、日本においては消極的安楽死を「尊厳死」と言い換えて、患者の望まない治療の差し控え・中止と定義されている。

　致死薬を投与する安楽死も、延命措置の差し控え・中止を行う尊厳死も、行為主体となるのは医師なので（諸要件については後述する）、専門職としての倫理性が問われる。これに対し、「医師による自殺幇助（Physician Assisted Suicide：PAS）」とは、医師が終末期の患者に致死薬を処方し、患者が自分で薬を服用して命を終わらせることを指す。安楽死の変則形とみなされることがあるものの、行為主体は患者であるため、自殺の一種に分類されることが一般的である。さらに、患者本人が自分で決断した時点で薬を服用し死を迎えることで、海外では「尊厳ある死（Death with Dignity）」と呼び、その合法化を推進する傾向がある（アメリカ・オレゴン州のDeath with Dignity Actはそ

の一例)。このように、「尊厳死」という言葉の使用は日本と諸外国では異なる。その区別を理解するとともに、何をもって「尊厳」を捉えるかについても考える必要がある。

2. 尊厳死に関する国内外の動向

延命措置の差し控え・中止の意味での尊厳死の実施は、多くの国・地域では法的・社会的に認められている。アメリカのカリフォルニア州では、1976年に「自然死法（Natural Death Act）」を制定し、終末期における延命措置の差し控え・中止について、成人は事前指示書を作成し意思表示する権利があることを認めた。これは、後述のカレン・アン・クインラン事件を受けて制定されたものであるが、延命措置の中止を法的に認める点においてアメリカの生命倫理に転回をもたらしたと言える。ここでは、アメリカにおける延命措置の中止をめぐる動向を概観しながら、日本の動向と議論の展開についても辿っていく。

(1) アメリカ：カレン・アン・クインラン事件

1975年、ニュージャージー州在住のカレン・アン・クインラン（当時21歳）は友人宅のパーティーで飲んだアルコールと常用していた精神安定剤の相互作用による呼吸停止に陥り、病院へ搬送された。彼女の脳は回復不能のダメージを受け、その後肺炎を併発したため、人工呼吸器が装着され、経管栄養のチューブが挿入された。治療は継続されたが、約半年後に「持続的植物状態」と診断された。

回復の見込みがなく、人工呼吸器につながれていたカレンの両親が、「娘を安らかに眠らせてほしい」と人工呼吸器を取り外して自然に死を迎える権利を訴えたが、病院に拒否されたため、訴訟を起こした。これに対して、ニュージャージー州最高裁判所（1976年）は、プライバシー権に基づく治療の中止は合法的であり、その後見人が代わりに治療中止を求めてよいとして、父親の訴えを認める判決を出した。カレンは翌年に人工呼吸器を取り外されたが奇跡

的に自発呼吸が回復し、その後10年ほど生き続け、1985年に肺炎で死亡した。

同事件はメディアによって大々的に報道され、その判決の推移が世間の注目を集めた。同じ年にカリフォルニア州では「自然死法」が成立し、本人の書面による意思表示で終末期になった際の延命措置の中止が認められるようになった。その後、同様の内容の法律がアメリカのほとんどの州で制定された。

(2) アメリカ：ナンシー・クルーザン事件

1983年、当時25歳のナンシー・クルーザンは交通事故により脳挫傷と低酸素脳症から不可逆的な植物状態に陥り、栄養と水分を補給するために胃ろうが造設された。その後、医師からナンシーの状態は遷延性植物状態であり、回復の見込みはないという診断が告げられた。これを受けて両親は、病院に対して経管栄養チューブの取り外しを求めたものの、拒否された。

両親はミズーリ州の巡回裁判所に治療中止を申し立てて、これが認められたものの、患者本人の治療拒否の意思が「明白かつ説得力ある証拠」によって証明されない限り、本人以外の代行判断は認めないとして、同州最高裁判所ではその判決が覆された。ナンシーの両親は連邦最高裁判所に上告し、ナンシーが元気だった時に、強制的に栄養を補給されることは望んでいなかったというナンシーの友人の証言を提出した。これが本人の意思を示す「明白かつ説得力ある証拠」として扱われ、ナンシーの経管栄養の中止が認められた。1990年、ナンシーの経管栄養チューブは抜去され、12日後に死亡した。

同裁判は、本人が望まない生命維持措置を受けない権利について、連邦最高裁が判断を示した最初の事例である。また、州の最高裁判所が示した「明白かつ説得力ある証拠」という基準は、延命措置の差し控え・中止に関する代行判断の有効性を判断する際の重要な基準となった。

(3) 日本：射水市民病院事件

富山県射水市民病院の医師が、2000年〜2005年にかけて、回復の見込みのない50代〜90代の男女7名の人工呼吸器を取り外し、患者を死に至らしめた事件は「射水市民病院事件」として知られる。7人のうち、1人については、

家族を通じて本人の同意が得られたとカルテに記載されており、他の6人は家族の同意のみが得られていた。本件は看護師の内部告発で調査が開始され、病院が県警に通報して発覚したものである。医師は殺人容疑で書類送検されたが、人工呼吸器の取り外しによって死期が早まったかどうかは不明であるとして不起訴となった。人工呼吸器を取り外した際、いずれの患者も意識がなく本人の意思確認はできていない状態にあった。

　日本においては、延命措置の差し控え・中止に関する法律は存在していない。同事件の前にも、2004年に北海道立羽幌病院、2006年に和歌山県立医科大学附属病院紀北分院では、それぞれ心肺停止状態や脳死状態の患者から医師が人工呼吸器を取り外し、患者を死亡させた事案が起きている。いずれも不起訴処分で、医師に対して刑事責任の追及はなかったが、延命措置の差し控え・中止の適法性は定まっていない状態にあった。

　ただし、後述の安楽死関連事件のうち、1991年に起きた「東海大学医学部付属病院事件」を審理した横浜地方裁判所は、判決の中に治療行為の中止の要件を明示し、尊厳死の適法性を示した（横浜地判平成7年3月28日判時1530号28頁）。それによると、尊厳死を行うためには、①患者は回復の見込みがなく死が避けられない末期状態にあること、②（家族による推定的な意思表示も含めて）治療行為の中止を求める患者の意思表示が存在すること、③中止対象となる措置は、薬物投与、化学療法、人工透析、人工呼吸器、輸血、栄養・水分補給などすべてが含まれ、死期の切迫性、死期への影響の程度、医学的無益性などを検討して、自然な死を迎えさせるという目的に沿って決定されるべきこと、という3要件が示された。

　判決のレベルでは、許容要件が提示されたものの、本人の意思表示に基づく延命措置の差し控え・中止、すなわち尊厳死の実施に関するルール作りの必要性があると行政機関は判断した。「射水市民病院事件」を受けて、厚生労働省は治療の差し控え・中止を選択する場合も想定した形での終末期の意思決定について、その在り方に関するガイドラインの作成に着手し、2007年に「終末期医療の決定プロセスに関するガイドライン」を公表した。その後、何度かの改訂を経て、2018年に「人生の最終段階における医療・ケアの決定プロセス

に関するガイドライン」として名称の変更をともなって内容が改訂されている。

　2018年の改訂では、医療・ケア行為の開始・不開始は本人の意思決定を基本としつつ、適切な情報提供と説明、繰り返し本人と話し合うことの重要性が強調された。本人が意思表示できない場合には、家族等が本人の意思を推定し、本人にとっての最善の方針をとることとし、家族等が本人の意思を推定できない、または家族がいない場合は、本人にとっての最善の方針を医療・ケアチームが慎重に判断することが明示された。

(4) 尊厳死の倫理的課題

　これまで見てきたように、延命措置の差し控え・中止は、原則的に本人の意思を尊重した上でなされるものである。しかしながら、終末期における医療の取捨選択に関しては、個々の価値観が反映される場合が多いものの、周りの環境や関係者の意向に影響されることもある。「家族に迷惑をかけずに逝きたい」や「自力で食べられなくなったら終わりにしたい」など、他者を頼らず自立して生活するという価値観のもとで尊厳死が強調される場合、逆に死の義務化が生じると懸念される。第1節で触れたように、「尊厳」概念の捉え方や言葉の意義は多様である。そのため、人生の最期についても多様な選択肢が担保されることが望ましい。尊厳死を考える際、特定の価値観にとらわれず、多角的な視点からその在り方を考察することが重要である。

3. 安楽死に関する国内外の動向

　安楽死は尊厳死と比べて認知度の高い言葉で、その是非をめぐって古くから議論されている。ここでは、安楽死をめぐる国内外の動向と議論を概観していく。

(1) 日本：山内事件

　1961年、脳溢血で全身不随の状態となった父親は、身体を動かす度に激痛で「早く死にたい」「殺してくれ」と訴えていた。そのような父親の姿を見る

に忍びないと思った息子が、牛乳の中に有機リン殺虫剤を入れ、事情を知らない（患者の）妻がその牛乳を飲ませて死亡させた事件である。息子は嘱託殺人罪に問われ、執行猶予付き有罪判決が下された。控訴審で弁護人は、被告人の行為は安楽死に該当するとして無罪を主張したため、それを審理した名古屋高等裁判所が安楽死の許容要件を提示した。

名古屋高裁判決（名古屋高判昭和37年12月22日高刑集15巻9号674頁）の中で、①病者が現代医学の知識と技術から見て不治の病に冒され、その死が目前に迫っていること、②病者の苦痛が甚だしく、何人もこれを見るに忍びない程度のものなること、③もっぱら病者の死苦の緩和の目的でなされたこと、④病者の意識がなお明瞭であって意思を表明できる場合には、本人の真摯な嘱託または承諾のあること、⑤医師の手によることを本則とし、これにより得ない場合には医師により得ないと首肯するに足る特別な事情があること、⑥その方法が倫理的にも妥当なものとして容認しうるものなること、という6要件が示された。

(2) 日本：東海大学医学部付属病院事件

1991年、東海大学医学部付属病院の医師は、多発性骨髄腫で入院していた男性患者（当時58歳）の家族から、「やるだけのことはやったからもうよい、自然な状態で死なせてあげたいので、点滴もフォーリーカテーテルも全部抜いてほしい」と求められ、それらを抜去して治療を中止した。その後も、男性患者の苦しそうな呼吸が続き、「苦しそうなのを見ているのがつらい。早く家に連れて帰りたい。何とかしてください」と患者の家族から強く迫られ、医師が男性患者に塩化カリウム製剤等を注射して死に至らしめた事件である。医師は殺人罪に問われ、懲役2年執行猶予2年の判決が下された。

同事件は、日本国内で初めて医師による患者への安楽死行為が刑事事件となった事案であり、メディアにも大きく報道された。事件を審理した横浜地方裁判所は、判決の中に積極的安楽死に関する要件を提示した。すなわち、積極的安楽死の要件として、①耐えがたい肉体的苦痛がある、②死が避けられず、かつ死期が迫っている、③肉体的苦痛を除去・緩和するために方法を尽くし、

他に代替手段がない、④生命の短縮を承諾する患者の明示の意思表示がある、という4要件が示された。

横浜地裁は、耐えがたい肉体的苦痛に限定し、苦痛を除去・緩和するための代替手段がない場合のみ死の選択が許容されると明示した点で、名古屋高裁判決と比べて、安楽死の要件をより具体化したと言える。また、医師による生命の短縮が安楽死として許容されるためには、患者本人の明示的意思表示を必要とし、自己決定権の理論を根拠とした。

(3) 日本：川崎協同病院事件

1998年、気管支喘息の重積発作にともなう低酸素症脳損傷で意識が回復しないまま入院中の患者に対し、その回復を諦めた家族からの要請に基づき、担当医師は、気道確保のために当該患者の気管内に挿入されていたチューブを抜き取り、死亡を待った。しかし、患者が体をのけぞらせるなど苦しそうな呼吸をしたため、医師が鎮静剤や筋弛緩剤を投与し死亡に至った。

本件は、医師による安楽死行為について最高裁が判断を示した最初の事案である。殺人罪に問われた医師は、患者の家族に対して意識の回復は難しく呼吸状態が悪化することを説明し、家族から抜管の同意を得たと主張した。

これに対し、第一審の横浜地裁（横浜地判平成17年3月25日刑集63巻11号2057頁）では、医師は治療を尽くさず、家族の真意を確認していないとして有罪判決が下された（懲役3年・執行猶予5年）。第二審の東京高裁（東京高判平成19年2月28日刑集63巻11号2135頁）は、患者の意思が不明で死期が切迫していたとは認められないとしたが、家族からの要請であったと認定し減刑した（懲役1年6か月・執行猶予3年）。そして最高裁（最決平成21年12月7日刑集63巻11号1899頁）は、脳波などの検査をしておらず、発症から2週間の時点で回復の可能性や余命について的確な判断を下せる状況ではないとし、家族の要請があったものの患者の推定意思に基づく治療中止には当たらないとして、医師の上告を棄却した。

最高裁では、延命措置の中止の要件は示されていないものの、気管内チューブを抜去した行為は治療行為の中止とし、その後に行った筋弛緩剤の投与は積

極的安楽死として両者を区別し、殺人罪が成立すると判断された。

(4) 海外：ベネルクス三国（オランダ、ベルギー、ルクセンブルク）
　オランダでは、1970年代から長年にわたり安楽死の合法化について議論を重ねてきた。2001年に「要請に基づく生命終結と自殺幇助に関する審査法」（いわゆる「安楽死法」）が成立し、世界で最初に安楽死を「合法化」した国と評されることが多い。この「合法化」については、安楽死を行った際にその罪が免責されるための要件が法律に定められているという意味に留まることに注意が必要である。
　同法では、安楽死と医師による自殺幇助、その両方を規定し、法的区別はなされていない。安楽死や医師による自殺幇助が刑法上の罪を免責されるための要件として、①患者の要請が自発的で熟慮されていると医師が確信していること、②患者の苦痛が耐え難く、回復の見込みがないということを医師が確信していること、③医師が患者に病状ならびに今後の見込みについてわかりやすく説明したこと、④患者が置かれている状態に対する合理的な解決方法はなかったという確信が医師及び患者にあること、⑤医師が、その患者を診断しかつ①〜④について書面による意見を述べたことのある、少なくとも別の1人の医師に意見を求めたこと、⑥相当の配慮（due care）を尽くした上で実施することが挙げられた。
　オランダの安楽死法の特徴は、肉体的苦痛だけでなく精神的苦痛も適用理由として認める、未成年者（12歳以上、16歳未満は親権者の同意が必要）も適用対象として認める、末期状態を必要条件としない点にある。安楽死は医師を介して実施する必要がある点は日本と同様であるが、オランダにおいて、家庭医制度の存在は安楽死の社会的受容にも影響があったと言われている。家庭医は、長期にわたって患者の状態を管理し、患者と信頼関係を結んでいる。このような、なじみのある家庭医が患者の安楽死を行っているのが約9割で、そのほとんどが患者の自宅で実施されている。
　オランダに続き、2002年にベルギー、2008年にルクセンブルクでもオランダとほぼ同じ内容の法律が成立した。ベルギーでは、2014年の法改正で対象

者の年齢制限を撤廃し、判断能力のある未成年も安楽死・医師による自殺幇助を受けられるようになっている。

4. 医師による自殺幇助に関する海外の動向

　第1節で述べたように、医師による自殺幇助とは、医師が致死薬を処方し、薬を入手した患者が自分で服用して命を終わらせることを指す。自ら服用するので、余命数日間のような瀕死(ひんし)状態の患者より、比較的に体力があり、意識がはっきりしている患者が多いというのが特徴である。医師による自殺幇助を法的に認めている国・地域は、ベネルクス三国、スイス、カナダ、アメリカの一部の州である。そのうち、外国人への自殺幇助を認めたのはスイスのみで、他の国・地域では自国民または居住者にその実施が限定されている。ここでは、医師による自殺幇助を最初に合法化したオレゴン州の法律とスイスの実態を概観していく。

(1) アメリカ：オレゴン州尊厳死法
　アメリカでは、1950年代の公民権運動をきっかけに、患者の権利意識が高まった。医療を受けられる権利や自己決定権など「生きる権利」の向上を要求するとともに、「死ぬ権利」を認める声も高まりつつあった。1976年に制定されたカリフォルニア州の「自然死法」も、こうした「死ぬ権利」の保障としてなされたものと考えられる。オレゴン州では、1994年に末期状態の患者への医師による自殺幇助を容認する法案の是非を問う住民投票が行われ、可決された。法案は成立したものの、反対派が違憲訴訟を起こし差し止められた。その後、審議が続き、連邦最高裁まで持ち越された結果、差し止め命令が破棄されて、1997年に法律が正式に施行された。
　オレゴン州の尊厳死法は、18歳以上の判断能力のある成人で、オレゴン州の住民と限定している。主治医と別の医師により余命6か月未満と診断され、患者は自ら自殺幇助への要請を口頭と書面により複数回表示することで、致死量の薬物を処方することが可能となっている。

(2) スイス：自殺幇助ツーリズム

　スイスでは法律で、利己的な動機によるものでなければ、自殺幇助は罪に問われないこととされている。オレゴン州とは異なり、自殺に関与する者は医師に限定されていないのはスイスの特徴である。また、実施対象は居住者に限定されていないため、各国から自殺幇助を求めた患者がスイスを訪れており、自殺幇助を受けて亡くなった日本人も複数名いる。スイス人と外国人への自殺幇助を斡旋している支援団体があり、世界中に自殺幇助の合法化をアピールするとともに、緩和ケア、自殺企図防止、事前指示などの支援も行っている。たとえば、「ディグニタス（DIGNITAS）」という団体では1998年に創立して以来、国内会員数のみならず外国人会員数も増加傾向にあり、2022年の会員数（国内外を含む）は1万人を超えている。そのうち9割近くが外国人であり、日本在住者の会員は2桁台となっている。

5. 持続的な深い鎮静をめぐる議論

　日本では、積極的安楽死も医師による自殺幇助も合法化されておらず、賛成派・反対派それぞれ多くの論点が出されている。その倫理的課題を検討する前に、終末期の鎮静にも触れておきたい。これは、鎮静によって患者の苦痛を軽減・除去することを目的とし、死期を早めることを意図しない。しかし、臨床現場ではしばしば「ゆっくりとした安楽死（slow euthanasia）」とも呼ばれているため、安楽死との異同が懸念される「持続的深い鎮静」については十分に検討しておく必要もあるだろう。

　持続的深い鎮静とは、中止する時期をあらかじめ定めずに、コミュニケーションができないレベルまで意識低下させた状態となるように鎮静薬を調節して持続的に投与することを指す。深い鎮静状態でなければ患者の苦痛が十分に緩和されないという前提で実施するものであるが、患者の病状により、死亡まで深い鎮静状態が維持される場合もある。その際、意識の低下により、コミュニケーションを取ることもできないまま最期を迎えることとなる。持続的深い鎮静は、緩和ケアの発達を象徴する医療行為である。実施によって耐え難い肉

体的・心理的苦痛の軽減につながったと評価される一方、その倫理的妥当性についても検討する必要がある。

日本緩和医療学会が2023年に『がん患者の治療抵抗性の苦痛と鎮静に関する基本的な考え方の手引き』(以下、『手引き』)の最新版を公表し、持続的深い鎮静が倫理的に妥当なものとなるための要件を示した。そこでは、①患者の苦痛緩和を目指す諸選択肢のなかで、鎮静が相対的に最善と判断されること(相応性)、②鎮静を行う医療者の意図が苦痛緩和にあり、生命予後の短縮にはなく、その意図からみて適切な薬剤、投与量、投与方法が選択されていること(医療者の意図)、③患者本人による鎮静を希望する明確な意思表示があること(家族の理解をともなうことが望ましい)、もしくは、家族による推定的な意思表示があること(患者・家族の意思)、④意思決定は多職種による医療チーム内の合意として行うこと(医療チームによる判断)、という4要件が提示された。

生命予後の短縮を意図しない点に関しては、持続的深い鎮静と積極的安楽死が異なる医療行為であることを明確にしているとみることができるが、現実において両者の間にはグレーゾーンが存在しているとも指摘される。とくに、比較的全身状態がよく、経口摂取ができているなど死期が切迫していない患者に対して持続的深い鎮静が行われた場合、「ゆっくりとした安楽死」として捉えられかねず、その妥当性が問われることとなる。

今日の日本では、予後が月単位で見込める場合に死亡まで持続的深い鎮静を行うことは法的に困難であると言えるだろう。死期が切迫していない状態での持続的深い鎮静は生命の短縮につながる可能性が高いため、安楽死とみなされる場合があり得る。これに加えて、前述した日本緩和医療学会による『手引き』では、予後が月単位の患者に対する鎮静は想定されておらず、その相応性について常に定期的な再評価が必要であることが強調されている。たとえ患者が「生きている意味がない」と言って精神的苦痛の除去・緩和目的で持続的深い鎮静を求めたとしても、生命予後から考えて相応ではない場合には、鎮静の対象とならないとも述べられている。

6. 安楽死と自殺幇助の倫理的課題

　日本においても、昨今、安楽死と医師による自殺幇助をめぐって、著名人が法制度の必要性や自身の実施希望を表明し、メディアの報道によって世間の関心が高まってきている。超高齢社会に突入し、自分の最期を自分で決める「死ぬ権利」を求める声が上がっている。また、終末期において苦痛を感じる状態が長引くことや、延命措置の差し控え・中止によってすぐに死ぬことができない場合があり、苦痛による害が生き続ける利益を上回る場合もあるという観点から安楽死を正当化する立場も存在している。患者の自律、医学的利益を尊重しつつもなお、倫理的課題が積み残されている。

(1)「死ぬ権利」の有無
　生命は何ものにも代えがたいとする「いのちの神聖さ」と対比し、自らの生命の終焉（しゅうえん）を自分で決める、自己決定権の延長として「死ぬ権利」を位置づけることが果たして容認されるのかという問題である。これについて、宗教的と世俗的、二つの観点から検討することができる。まず前者について、キリスト教を中心に反対の意見が出されている。とりわけカトリック教会は、死をもたらすことを意図的に行う安楽死は、「神の法への重大な侵犯」として断じて容認できないものという立場を表明している。欧米諸国では、「死ぬ権利」を論じる際に、宗教団体の意見との調和は大きな課題となっている。

　一方、キリスト教の影響が比較的に少ない日本においては、世俗的観点から「死ぬ権利」を行使することの意義を考える必要がある。例えば、「死ぬ権利」を認めた場合、自死を希望する人に対し、第三者がそれを阻止することや「やめた方がよい」と説得することは「権利侵害」に当たるだろうか。また、安楽死も自殺幇助も、他人（多くの場合には医師）の関与が必要で、自分を「殺す」こと、もしくは「死ぬ手助け」を要請する権利は果たしてあるのか、権利概念の不当な拡大にはならないか、という問題もある。

(2)「滑りやすい坂」論

　一旦、安楽死を法的に認めてしまえば、いろいろな歯止めが効かなくなる可能性があり、適用拡大の方向に進んでいくのではないかという懸念もある。オランダやベルギーのように、適用対象が終末期の患者に限定されておらず、心理的な苦痛を理由に安楽死を認める国では、末期状態の病気も、生命を脅かされる病も患っていない患者について、死を求めて自殺幇助が認められた事例が存在している。

　また、本人の意思決定に基づいて安楽死や自殺幇助を実施することを基本としたものの、認知症、精神疾患、意識障害の患者までの適用拡大が報告されている。さらに、ベルギーのように、子どもへの積極的安楽死や自殺幇助を認める場合、判断能力のある本人からの明確な要請があることが前提されているものの、それがなく両親からの要請で生命終結を行った事例も報告されている。制度の実用性を重視して適用対象を拡大していくと、その倫理的妥当性の担保が難しくなるという問題がある。

(3) 医療従事者の義務

　医療従事者は、患者の健康回復、生命の維持、苦痛の除去と緩和という専門職としての使命があり、致死薬を投与して患者の死を早めることは責務ではない、それに加担するのは医療従事者への負担が大きい、という問題である。また、患者の意思を尊重してその思いに寄り添うケア提供者としての責務と、救命義務との間でディレンマが生じる。

　尊厳死の場合、患者にとって最善と思い、「死ぬに任せる」という観点からその関与が容認されるが、積極的安楽死や自殺幇助に関しては死に直接に介入することとなる。そこには、医療従事者の良心、個人の価値観、宗教的信条などさまざまな観点が関係することになり、安楽死という行為に賛成・反対にかかわらず自らの立場に基づいて行動できるような法的・社会的保障も重要である。また、患者の「死にたい」という真摯な思いに寄り添うためには、医療従事者と患者の間に良好な信頼関係を築くことも重要である。そのために、医療プロフェッショナリズム教育の実施・強化も必要となる。

おわりに

　本章では、尊厳死、安楽死、医師による自殺幇助について扱ってきた。尊厳死について、多くの国・地域では合法化されており、東アジアではシンガポール、台湾、韓国で延命措置の差し控え・中止ないし患者の権利に関する法律が制定されている。日本では、終末期の意思決定プロセスに関するガイドラインという形で、事実上尊厳死の実施がルール化されたと見ることもできるものの、明確化・法制化されていないという意味においては患者の権利が十分には保障されていないという懸念がある。

　安楽死と医師による自殺幇助については、「死ぬ権利」への要請として、その関心がさらに高まっていくことが予想される。医療の進歩により最期の迎え方に多様な選択肢が存在している今、望ましい死に方とは何かを考える際に、その倫理的妥当性や課題を理解しつつ、医療従事者と患者が双方に寄り添うような姿勢が良き生につながるのではないか。

参考文献

赤林朗 編『入門・医療倫理Ⅰ〔改訂版〕』勁草書房 2017 年。
秋葉峻介「死を選ぶことにより実現される「最善」に対する医師の義務」『医療と倫理』第 14 号 2025 年 pp.29-40。
有馬斉『死ぬ権利はあるか――安楽死、尊厳死、自殺幇助の是非と命の価値』春風社 2019 年。
甲斐克則・谷田憲俊 責任編集『安楽死・尊厳死』(シリーズ生命倫理学 第 5 巻) 丸善出版 2012 年。
香川知晶『死ぬ権利――カレン・クインラン事件と生命倫理の転回』勁草書房 2006 年。
田中美穂・児玉聡『終の選択――終末期医療を考える』勁草書房 2017 年。
グレゴリー・E・ペンス(宮坂道夫・長岡成夫 訳)『医療倫理 1 ――よりよい決定のための事例分析』みすず書房 2000 年。

第 6 章　脳死・臓器移植

神馬　幸一

はじめに

　臓器移植とは、病気や事故により臓器が機能不全を起こしている患者に対して、他者の臓器を移植することで、その機能を回復させる医療のことをいう。日本では、1997 年 10 月 16 日に「臓器の移植に関する法律（以下、「臓器移植法」）」が施行されたことにより、心停止後に摘出された腎臓、膵臓、眼球（角膜）の移植だけでなく、脳死体から摘出された心臓、肝臓、肺、腎臓、膵臓、小腸等の移植も、一定の手続きを介して適法化されるに至った。

　「(公社) 日本臓器移植ネットワーク (Japan Organ Transplant Network：JOT)」は、この臓器移植法に定められた手続きに従う形で、そのような医療を公的に支える日本で唯一の臓器あっせん機関である。その JOT は、2023 年 10 月 28 日時点で、臓器移植法施行後、国内で脳死体からの臓器提供は、1,000 件に達したと発表した。その間、実に 26 年（およそ四半世紀）を要したということになる。このことは、海外と比較しても、日本の臓器提供件数が圧倒的に少ない現状を示すものである（例えば、アメリカにおける脳死体からの臓器提供件数は、ここ数年で、年間約 9,000 から 1 万件にも及んでいる）。

　実際、そのような現状を危惧して、日本における移植医療を推進するべく、従前、さまざまな提案がなされてきた。しかし、それに対しては、批判的な意見も多い。たしかに、臓器移植は、偶発的に生じた誰かの不幸を前提として成り立つ医療でもある。さらに、ここにおいて交わされる議論では、とくに、脳

死体からの移植に関して、「人の死とは何か？」という難題を回避することができない。

　この問題は、心臓移植の場合に先鋭化する。心臓は、単体の臓器であり、腎臓や肺のように片方だけを移植することができない。そして、そのような臓器提供者（以下、「ドナー」）における心臓摘出行為は、一見すると、直接的に、その者の死を惹き起こしているかのようにも捉えられる。

　しかし、一般医療として心臓移植を受ける者（以下、「レシピエント」）の生存率を高めていく意味で、ドナーの心臓は、未だ停止していない状況の方が医学的に望ましいとされている（心停止による臓器の劣化を回避するという観点からすれば、心臓移植に限らず、その他の臓器においても同様の状況が求められる。ただし、現在では、心停止下における移植の可能性を拡大化する研究も進んでいる。例えば、拍動停止後の心臓を蘇生させて、それを移植する方法も開発されている）。この状況下において、どのような死の概念を採用するかで心臓摘出行為の（法的）評価も変わりうるのである。

　本来、脳死と臓器移植は、別個の問題である。それにもかかわらず、倫理的観点から、両者は接続して議論されることも少なくない。本章でも、そのような死の概念をめぐる議論と移植医療をめぐる法制度上の問題を関連づける形で解説する。そのような意味で、本章の対象は、「死体からの移植」をめぐる問題に限定する。「生体からの移植」に関わる問題は、第7章での説明を参照されたい。

　そこで、本章では、脳死及び臓器移植に関して、従前における議論の経緯を改めて確認した上で（1. 過去の経緯）、現状における臓器移植法の枠組みと問題状況を俯瞰し（2. 現在の状況）、そのような問題状況を解消するための方策を簡単に考察したい（3. 将来の展望）。換言すれば、脳死及び臓器移植をめぐる議論の「過去・現在・未来」を要約する。

1. 過去の経緯

　現実的な一般医療として、臓器移植の可能性が注目され始めたのは、1950

年代からである。とくに、心臓移植に関して、世界初の術例は、1967年12月3日に南アフリカのケープタウンでクリスチャン・バーナード博士（Dr. Christian N. Barnard）が実施したものとされている。

ただし、これが厳密な意味で「脳死体からの移植」であったかは疑問符が付く。術後に公刊されたバーナード博士の論文（Barnard CN, The operation. A human cardiac transplant: An interim report of a successful operation performed at Groote Schuur Hospital, Cape Town, S Afr Med J. 41(48): 1967: pp. 1271-1274）を確認すれば、この術例は、「ドナーの死亡（ドナーの心電図が5分間全く活動を示さず、自発呼吸も全くなく、反射も消失している）が確認されるや否や（p. 1271）」実施されたものと記されている。これは、現在の脳死判定とは明らかに異なり、注意を要する（むしろ、後述する三徴候による死の判定に近い）。

いずれにせよ、この術例は注目を浴び、翌1968年の間だけでも、全世界で約100例もの心臓移植が実施された。そして、そのような医療の成功可能性を高めるために、脳死という状態への関心も急速に高まっていった。

日本も、この心臓移植という新しい世界的潮流に乗り遅れないことが求められた。同時期の1968年8月8日に、日本初（世界では30例目）の心臓移植が実施されている。それは、札幌医科大学の和田寿郎教授が主宰する手術班により執り行われた。ドナーは、海水浴中に溺れた大学生である。一方で、レシピエントは、重度の心臓弁膜症に罹患していた18歳の患者であった。レシピエントは、術後、歩けるまでに回復し、当時、その様子は、マスコミなどにより偉業として大々的に報道された。

しかし、その移植術から67日後、10月29日に、レシピエントの体調は急激に悪化し、死亡するに至った。このような残念な結果は、さらなる社会的問題を引き起こした。この日本初の心臓移植に対して、さまざまな不備（例えば、ドナーの脳死判定に対する疑義、レシピエントの心臓移植における医学的適応性）が指摘され、偉業から一転して、不祥事へと発展してしまったのである（以下、この経緯を「和田心臓移植事件」と称する）。この和田心臓移植事件において、和田寿郎教授は、ドナーに対する殺人罪、レシピエントに対する

業務上過失致死罪の嫌疑で告発された。

　最終的に、札幌地方検察庁は、嫌疑不十分であるとして、本件を不起訴処分とした。しかし、このような検察の対応は、和田心臓移植事件において生じた疑惑を完全に晴らすものでもなく、その真相は明らかにされなかった。この事態は、日本の移植医療への不信感を醸成させるものとなった。

　1970年代は、世界的に、心臓移植はもとより、臓器移植自体が下火になった。その理由は、レシピエントにおける免疫拒絶反応等の統御が医学的に困難で、その生存日数が伸び悩んだことにある。しかし、1980年代に入って、シクロスポリンなどの画期的な免疫抑制薬が開発され、それにより移植医療の成績が飛躍的に伸びた。この新しい進展により、再び移植医療が脚光を浴びることになる。

　この間において、日本の移植医療は、諸外国と異なる展開を辿っていた。すなわち、日本以外における多くの国々では、脳死判定基準を洗練化することで、そこでの疑義を払拭し、着実に脳死体からの臓器移植に関する成果を積み上げていった。それに対して、日本では、和田心臓移植事件の影響もあり、とくに、脳死体からの移植に対しては、否定的な感情が社会的にも根強く残存していた（この間、日本では、脳死体からの移植ではなく、生体間での肝臓・腎臓移植が進展したとされる）。

　このような日本における停滞化ないし海外からの遅れは、次第に懸念されるようになる。そこで、とくに、脳死判定基準を明確化する試みとして、1983年9月に、厚生省（当時）は、「脳死に関する研究班（竹内一夫班長：以下、「研究班」）」を発足させた。かかる研究班は、1985年12月に、その成果として、「脳死の判定指針および判定基準（厚生省脳死判定基準：通称「竹内基準」）」を公表した。この判定基準は、諸外国における脳死判定基準を勘案しながら、脳死に関しての研究班による解析結果を加味して作成されたものである。これをもってして、脳死の判定基準における医学的な信頼性を高め、臓器移植のために拙速すぎる判定がなされる懸念を取り払うことが期待された。

　しかし、これは、あくまで医学的な観点から、その指針を示したものに過ぎず、そもそも「脳死は人の死なのか」という根本的問題に正面から答えている

わけではない。かかる公的な脳死判定基準の提示を契機として、日本における脳死体からの移植をめぐる問題は、医学領域に留まらず、倫理、法律、宗教、哲学等の幅広い分野での討議が求められた。すなわち、そのような医療に関して、どのような社会的合意（コンセンサス）が得られるべきかという課題に日本は取り組まざるをえなくなった。

　このような状況を受けて、1990年2月に、内閣総理大臣の諮問機関として、「臨時脳死及び臓器移植調査会（以下、「脳死臨調」）」が総理府（当時）内に設置された。約2年間の活動を経て、脳死臨調は、1992年1月に最終答申を発表する。

　そこでの多数意見によれば、脳死は、医学的に人の死であり、そのような死の在り方は、法的・社会的にもおおむね肯定できるとして、脳死体からの移植に好意的な見解が示された（ただし、それに反対する少数意見も併記されている）。これを受けて、立法に向けての動きが加速していく。

　1996年12月に、中山太郎議員が提出した臓器移植法案（以下、「中山案」）が1997年4月に衆議院を通過する。この中山案は、参議院の審議において、臓器提供の場合に限定して脳死を人の死とし、また、その際、本人の書面による意思表示を求めるなどの大幅な修正が行われた（この修正は、激化する議論を収束するための妥協の産物ともいわれる。これにより死の概念は曖昧になった）。その上で、衆議院に回付され、1996年6月19日に可決成立した（施行日は、前述）。これをもって、日本では、脳死体からの移植に関する法的基盤が整備されたことになる。

　しかし、この臓器移植法の制定により期待された脳死体からの臓器提供件数は、低迷が続いた（後述する臓器移植法の2009年改正が施行される以前において、年間約10件程度しかない。しかも、同法が施行されて約2年経過後の1999年にようやく第1例目が実施された。臓器提供件数の年次推移は、JOTのウェブサイトで確認できるので、参照されたい）。

　その要因として、前述したように、中山案が修正される際、脳死体からの臓器摘出には、本人の書面による意思表示を必要としている点が制限的であると問題視されていた。また、臓器移植法施行に併せて策定された臓器移植法の運

用に関する指針（ガイドライン）上、臓器提供の意思表示が有効とされる年齢は、民法の遺言可能年齢である15歳以上と定められていたことから（この点は、現在も維持されている）、日本国内で、15歳未満の小児から臓器提供を受ける可能性も絶たれていた。

このように臓器移植法自体が医療現場の需要に対応しきれていないという疑問は当初から指摘されており、同法附則第2条によれば、施行後3年経過時における見直しが予定されていた。それにもかかわらず、議論は低調で、具体的な法改正は引き延ばされてきた。

しかし、2008年5月に、国際移植学会が「臓器取引と移植ツーリズムに関するイスタンブール宣言」を公表し、臓器売買や移植ツーリズム（他国に渡り不正な手段で移植を行うこと）を防止するために、そこにおいて、各国は、自国民における移植の需要に足るだけのドナーを確保するべきであるとの提言がなされた。

また、同時期に、世界保健機関（WHO）も、臓器移植に関する指針の改定を議論しており（実際の改定時期は2010年5月）、そこでは、自国内での移植機会の拡大が求められていた。このような国際的動向が日本では、「渡航移植を禁止または制限するもの」とマスコミなどで誇大化して報道され（実際、WHOの指針改訂には渡航移植を禁止するという記述はない）、とくに、小児の心臓・肺移植を海外に依存していた日本において法改正を促進する契機となった。

以上のような経緯から国会においていくつかの法案が提出され、その審議の結果、2009年7月13日に「臓器の移植に関する法律の一部を改正する法律」が可決成立し、同月17日に公布された。公布後6か月が経過した2010年1月17日から改正内容の一部（親族への優先提供）が施行され、同じく公布後1年が経過した2010年7月17日からは全面的に施行されるに至った（以下、これを「改正臓器移植法」とする）。後述するように、この改正により、15歳未満の小児から臓器提供を受けることも（ドナーの提供意思が不明な場合に含めるかたちで）可能になった。

2. 現在の状況

(1) 現行法制度の概要

　脳死体から臓器を摘出する場合の流れは、おおむね、次のようになる（詳細は、JOTのウェブサイトで確認できるので、参照されたい）。まず、事故や病気による脳障害等で入院した者に関して、主治医などが「脳死とされうる状態（法改正以前は、「臨床的脳死」と呼称）」を確認したとき、その病状を家族に説明する際に、臓器提供の機会があること及びその承諾手続に関してJOTの臓器移植コーディネーターによる説明があることが告知される。

　家族から臓器提供に関して説明を受けたい旨の希望があれば、主治医からJOTに連絡が入り、JOTは、入院先に臓器移植コーディネーターを派遣する。患者本人が臓器提供意思表示カードなどにより臓器提供を明確に拒絶していない限りで、臓器移植コーディネーターは、家族に対して、脳死体からの臓器摘出に関わる手続きの概要を説明する一方で、家族は、臓器移植コーディネーターを交えながら、患者本人の意思を推測し、十分に話し合いをした上で、家族の総意として臓器提供に応じるか否かを決定する。

　家族の承諾が得られた場合、臓器移植法に基づいた厳格な脳死判定が実施され、この脳死判定の終了をもって患者は死亡したものとみなされる（これを「法的脳死」という）。このような手続きを経ることで、脳死体からの臓器摘出が適法化されることになる（ちなみに、心停止後の臓器提供であれば、このような法的脳死判定を受けることはない）。この流れにおいて注意するべき点は、「脳死とされうる状態」と「法的脳死」は異なるということである。

　この法的脳死判定は、①深い昏睡状態、②瞳孔が固定し一定以上（直径4mm以上）開いていること、③脳幹反射の消失、④平坦脳波、⑤自発呼吸の消失の5項目を検査し、⑥6時間以上経過した後に同じ一連の検査（2回目）をすることで、その状態の不可逆性を確認する作業である。

　なお、6歳未満の小児の場合、慎重を期して、2回目の脳死判定は24時間空けて実施される。また、生後12週未満の小児に関しては、そもそも法的脳

死判定の対象から除外されている。この法的脳死判定基準は、前述した1985年の厚生省脳死判定基準をおおむね踏襲した内容となっている。

(2) 死の概念

以上の流れを概観しても、脳死概念は、臓器移植法の根幹部分に関わる問題であることがわかる。その改正に際して、脳死概念をめぐる議論が再燃した一方で、結局のところ、ここでも根本的な問題解決には至らなかった。すなわち、「脳死は、人の死か？」という問題は、依然、曖昧な形で残されている。

そもそも、日本は、一般的な形で、死の定義を明確に定めた法律を有していない。臓器移植法は、あくまで臓器移植に関係する場面での法律関係を定めているにすぎない。それ以外の場面に関しては、未だ不明確である（改正臓器移植法に関して、マスコミなどにより「脳死が一律に人の死と定義された」と曲解して報道されたこともあった。しかし、同法第6条によれば、臓器提供を拒否する者に対して、法的脳死判定は行われない。したがって、その者に対する死の判定は、必ずしも脳死が基準とされるわけではない）。すなわち、一般的な死の判定自体は、現状の医学的な慣行に委ねられている。

この医学的な慣行における死の判定として、従前から、三徴候説（心停止・呼吸停止・瞳孔散大の三徴候により人の個体死とする考え）が用いられてきた。これに対して、人工呼吸器等による医療技術の進歩は、新たな死の概念として、脳死説をもたらした。

そもそも、脳死とは、脳機能が不可逆的に停止した状態のことをいう。さらに、どの脳部分（または、どのような脳機能）における停止を指しているのかに応じて、脳死説は、細分化されており、代表的には、全脳死説（大脳・小脳・脳幹部のすべての機能喪失）、脳幹死説（脳全体ではなく、脳幹部の機能喪失）、大脳死説（大脳の機能喪失）が主張されている。前述した日本における法的脳死判定基準は、基本的に、全脳死の状態を確認するものである（したがって、以下、脳死説という場合、全脳死説のことを指す）。

ちなみに、イギリスで主流とされている脳幹死説は、脳全体の機能消失を判定することの困難性に着目し、それ自体は脳幹部に集約して判定すれば十分で

あるという合理的な発想によるものであり、全脳死説と脳幹死説の実質的な差異は、それほど大きくないものとも考えられている。それに対して、大脳死説は、大脳部分が人間の精神的活動を支えている点に着目するものである一方で、回復可能性を有する遷延性意識障害（いわゆる「植物状態」）との区別が困難であると批判されている。

　この脳機能が不可逆的に喪失したとしても、人工呼吸器による呼吸機能の代替のみにより血液循環（心臓の機能）の維持が可能になる理由は、心臓自体が「自動能（規則正しい間隔で電気信号を発信する能力）」を有していることによる。しかし、とくに、脳幹部の機能喪失により、心臓自体は、安定的な拍動を調整することができない。その安定化のために、血圧を調整する薬物やペースメーカーなどの外部機器による補助が必要となる。このように、脳死に陥っても、外部的な補助を得ながら心臓は動き続けることができる（ただし、その維持にも限界があり、一般的には、1週間程度で心停止状態に至るとされている）。

　この場合、患者の新陳代謝は、維持されており、体温もある。したがって、医師が「脳死とされうる状態」であることを宣告しても、患者の家族は、そのような患者の状態を見て、死を容易に受け入れられない状況が生じやすい。とくに、小児においては、それが長期間（場合により、数か月から数年単位）に及ぶ症例（いわゆる「長期脳死」）が報告されており、そこでは特別な配慮が必要であるとも指摘されている。

　以上から、三徴候説と新しい脳死説との関係性は、未だ議論されている。なお、両者の対比という観点から、三徴候説を心臓死説（心停止により人の個体死とする考え）と紹介する文献が散見される。しかし、前述したように、心停止は、三徴候説における一要素に過ぎないことから、このような紹介は不適切であろう。

　そのような議論の中で、臓器移植の場面では、脳死説が妥当し、それ以外の場面では、三徴候説が妥当するという二元論的考え（選択説）も主張されている。この見解に対しては、死の概念における不安定化（相対化）が懸念されている。そもそも、三徴候説は、瞳孔散大を介して脳機能の喪失も併せて確認するものであり、それは、簡易な脳死判定であるとも考えられる。そうなのであ

れば、三徴候説と脳死説は、二元的に対立する関係性にはない。そこでは、死の概念自体が変更されるわけではなく、死の判定方法における精度が異なりうるだけとも考えられる。そのような説明も含めて、法学上は、脳死説に一元化する形で、死の概念を把握する見解も有力に主張されている。

(3) 意思表示要件の緩和

　現行の改正臓器移植法は、脳死判定及び臓器摘出の要件に関して、次のように定めている。まず、そのような手続きに関して、本人が同意していた場合、それを家族（脳死判定の場面）ないし遺族（臓器摘出の場面）が拒否しない限りで実施することができる（脳死判定に関しては、同法第6条第3項第1号。臓器摘出に関しては、同法第6条第1項第1号）。

　さらに、同様の手続きに関して、本人の意思が不明の場合、家族ないし遺族が書面により承諾すれば、実施することも可能となる（脳死判定に関しては、同法第6条第3項第2号。臓器摘出に関しては、同法第6条第1項第2号）。ただし、そのような手続きに関して、本人が反対の意思を表示していた場合は、実施されない。

　この本人意思不明の場合における臓器提供の可能性は、改正臓器移植法を介して新たに定められたものである（改正前は、本人同意＋家族が拒否しない場合のみとされていた）。このような意思表示要件の緩和は、法改正により、次のような2点が見込まれていたことが理由である。

　第1に、本人意思不明の場合にも臓器提供が可能となることで、その件数の増加が期待できる。改正前の実情として、臓器提供意思表示カードなどにより臓器提供に同意している者が少ないことは、移植医療推進の阻害要因として認識されていた。

　第2に、前述の通り、15歳未満の小児における臓器提供を可能にするためである。そのような小児における同意は、有効性が認められていない一方で、本人意思不明として把握され、そのことにより、家族（一般的には、保護者）の書面による承諾で、小児の臓器摘出は法的に可能となる。

　このように、改正臓器移植法により、本人の積極的な意思表示は必要ではな

くなった。ただし、明確な本人意思があれば、それが実際上、もっとも尊重されることは、改正後も変わりはない。したがって、臓器提供に関して同意または拒否の意思を事前に表示しておくことは現在でも奨励されている（最近は、マイナンバーカードや、運転免許証、健康保険証の裏面にも意思表示欄は設けられている）。

　そうであっても、本人がとくに拒否の意思表示をしていない限りで、最終的に、家族ないし遺族が臓器提供を決定できるという日本の制度設計は、法的・倫理的な意味で妥当であるのかという疑問が指摘されている。とくに、小児における臓器提供の場合、脳死に至る小児の中には、児童虐待等により、保護者の暴力による被害者も含まれうる。そのような場合、かかる保護者が家族ないし遺族として臓器提供の可否に関わることは不適切であるとも考えられる。その危険性も考慮して、改正臓器移植法は、附則第5条で、虐待を受けた児童が死亡した場合、その児童から臓器が提供されることのないような方策を講ずることを政府に義務づけている。それを受けて、現在、虐待を受けた児童への対応等に関するガイドラインも策定されている。

　さらに、改正臓器移植法は、脳死後の臓器提供に際して、親族への優先提供の意思表示を可能とする規定も新たに定めた（同法第6条の2）。改正前において、本人による臓器の提供先を指定した意思表示は、臓器移植法における公平性の理念に反するとして認められないものと考えられていた。しかし、同法改正をめぐる審議過程において、臓器移植待機中の親族がいる場合、その親族に臓器を提供したいという率直な気持ちにも配慮するべきとの観点から、このような規定が導入された。

　この新設規定は、臓器提供の意思表示における動機ないし誘引となることが期待されている。その一方で、前述したように、臓器移植における公平性の理念との折り合いがつかない制度設計であるという批判は、依然として根強い。

3. 将来の展望

　改正臓器移植法が施行されてから、そのねらい通り、脳死体からの移植件数

は、増加傾向が示された（その一方で、心停止下の提供件数は、改正後に減少しており、結局のところ、死体からの移植の全体的な総数は、改正前後で大きな変化がない点も注意を要する）。それにもかかわらず、依然、日本の臓器提供件数は、海外に比較して、非常に少ない現状が指摘されている。そのような問題の解消が将来的な展望として期待されている。

　その点の検討に当たっては、海外で取り組まれている臓器提供増加に向けた取り組みなども参照されるべきであろう。その際、とくに、各国における意思表示方式の差異に着目されることが多い。ここでいう意思表示方式の差異は、「臓器提供への同意が表示されている場合に限り、臓器摘出を可能とする方法（以下、「オプトイン方式」）」と「臓器提供への拒絶が表示されていない限りで、原則として臓器提供に同意したものとみなす方法（以下、「オプトアウト方式」）」に大別される。

　そして、一般的には、オプトアウト方式の採用国の方がオプトイン方式の採用国よりも、臓器提供件数が多いという傾向が指摘されている（ただし、アメリカのように、オプトイン方式でも、国際比較的に臓器提供件数が多い部類に入る例外的な国もある）。日本は、本人意思不明の場合、変則的に、家族の承諾により臓器移植を可能としていることから、この制度設計が（拡大化された）オプトイン方式であるのか、それとも特殊なオプトアウト方式であるのかは、議論がある。いずれにせよ、厳密な意味でのオプトアウト方式とは異なることから、臓器提供件数の増加を目的として、このオプトアウト方式の完全導入も主張されている。

　しかし、かかる方式は、本人の真意に反して臓器摘出が実施されてしまう可能性が否定しきれないことから、法的・倫理的な意味でも障壁が高いものであり、拙速な導入には批判が強い。実際、オプトアウト方式の採用国においても、家族ないし遺族からの拒絶が示されているような場合にまで、臓器摘出が実施されているわけではなく、その運用実態は、オプトイン方式とは変わらないという報告もある。

　また、オプトイン方式からオプトアウト方式へ転換した国々でも、臓器提供件数が増加した国もあれば、減少した国もある。以上のことを考慮しても、意

思表示方式をめぐる制度設計の差異が臓器提供件数の多寡に直結するとは安易に断定できない。むしろ、そこにおける問題性を共有可能とする国民的議論の盛り上がりに加え、そのための行動変容を促す地道な普及啓発活動の実施こそが重要であるように思われる。オプトアウト方式へと転換した国々も、それは、数十年来の国民的議論を経た上で実現化したものであり、一朝一夕で得られたわけではない。

　日本における移植医療の技術水準自体は決して低くはなく、それは国際標準と比較しても良好な移植成績にも裏づけられている。制約の多い法制度の下で、移植医療に関わる臨床現場の努力が積み重ねられてきたことは称賛に値する。

　しかし、実際の臨床現場では、手続きの透明性が過度に求められ、きわめて厳格な法令解釈に従って、移植医療が運用されており、そのために、高い技術水準が実際の現場で活かしきれていないという指摘もある。実際、そのような法令の手続的過剰性により、臓器移植が一般医療の現場でも敬遠ないし忌避されているのであれば、本来、救われるべき命が失われているという本末転倒の事態であり、今後、さまざまな改善の余地が認められよう。

　ただし、そこでは、さまざまな価値観が対立し合うことにより、その合意形成が難しいことも想定されうる。そうであっても、より良い形で今後の臓器移植医療が発展していくためには、国民全体での討議が求められているのである。

参考文献

荒木尚 監修『小児版 臓器提供ハンドブック』へるす出版 2021 年。
甲斐克則 編『臓器移植と医事法』(医事法講座 第 6 巻) 信山社 2015 年。
倉持武・丸山英二 責任編集『脳死・移植医療』(シリーズ生命倫理学 第 3 巻) 丸善出版 2012 年。
霜田求 編『テキストブック生命倫理〔第 2 版〕』法律文化社 2022 年。
神馬幸一・旗手俊彦・宍戸圭介・瓜生原葉子「臓器移植医療の過去・現在・未来」『年報医事法学』第 34 号 2019 年 pp.34-49。
日本臓器移植ネットワーク 編『臓器移植におけるドナーコーディネーション学入門』へるす出版 2022 年。

横田裕行 監修『臓器提供ハンドブック──終末期から臓器の提供まで』へるす出版 2019 年.
厚生労働省（https://www.mhlw.go.jp/index.html）ウェブサイト下における臓器移植関連情報
日本移植学会（http://www.asas.or.jp/jst）
日本臓器移植ネットワーク（https://www.jotnw.or.jp）

第7章　生体間移植・臓器売買

宍戸　圭介

はじめに

　医科学技術の発展は目覚ましく、そう遠くない未来には、人工臓器やヒト以外の動物の臓器が実用化されるかもしれない。しかし現在において（そして当面の間は）、臓器移植を行うためには、他の人物から摘出した臓器が必要となる。医学的に確立した治療法と言えるのは、まだ、ヒト由来の臓器による移植医療だけだろう。

　ここで、臓器を摘出する際に、臓器提供者（以下、「ドナー」）となるのは、死者（脳死した者を含む）の場合もあれば、生きている者の場合もある。前章（第6章）で触れたとおり、日本には「臓器の移植に関する法律」（以下、「臓器移植法」）がすでにある。しかし、この法律には、生きている者がドナーとなる移植（生体間移植）に関する規定は、ほとんど置かれていない。もちろん、このことは、生体間移植について、法的・倫理的また社会的問題が存在しないことを意味しない。諸外国（ドイツ、フランスなど）には生体間移植についても法律でルールを設けている国は存在する。

　それでは、生体間移植の何が問題なのか。現状はどのような状況なのか。本章では、まずこの点を確認した上で、日本の現行法等の生体間移植に関するルールを概観する。なお、生体間移植に係る問題においてもっとも懸念されているのは、やはり臓器売買の事案であろう。臓器売買は、映画やドラマの中の出来事だけではない。リアルの世界でも、繰り返し行われている（きた）。本

章ではこの問題についても、具体的に紹介する。

1. 生体間移植について

(1) 生きている者の臓器を利用すること

　生きている者から心臓を摘出すれば、その者は到底生きていられない。このような心臓の摘出は殺人にあたるもので、倫理的にも法的にもおよそ許容できない。とりわけ倫理的には、臓器を得るためにドナーが殺されてはならない、つまり、臓器の摘出は死者からでなければならないというルール(いわゆる「デッド・ドナー・ルール」)は、移植医療が始まった初期の頃から存在してきたとされる。

　このルールの下では、心臓の他にも生命に関わるような臓器については、生きている者から摘出することがおよそ許されないことになるだろう。それは、たとえ本人の同意があったとしてもそうである。法的には、そのような行為は同意殺人として評価せざるを得ない(刑法第202条)。実際に、生体間移植は、片方の腎臓の移植や肝臓の部分移植など、摘出してもドナーの生死に直結しないものを中心に行われてきた(2000年前後からは、生体肺移植も行われるようになっている)。

　しかし、臓器の摘出が直ちに死に結びつかないとしても、それだけをもって、生きている健康な人をドナーとすることを倫理的・法的に正当化することは、簡単ではない。それが、医学的に確立した技術であるにしても、ドナーに対して健康上へのリスクないしネガティブな影響を生じさせることがあり得る。病気や怪我の治療とは異なり、健康体であるドナーにとっては、自らの身体にメスを入れて臓器を摘出されるという侵襲(しんしゅう)行為からドナー自らが身体的な利益を受けることは、およそ考えにくい。身体的には、ドナーが不利益を被ることにほかならないだろう。ここでは、倫理的には(第1章で確認したところの)生命倫理学上の無危害(Nonmaleficence)原則への抵触が、法的には傷害罪(刑法第204条)に該当することが懸念される。

　とはいえ、生体間移植においては、臓器移植希望者(以下、「レシピエン

ト」）の"親族がドナーとなることが大半"である。ここで、自らの臓器によって、親族の救命や回復をはかるということには、ドナーの被る負担やリスクを超える価値や利益を認める余地はないだろうか。また、そのような場合に、十分なインフォームド・コンセントのもとで行われるドナーの提供の意思について、自律尊重（Respect for Autonomy）原則や自己決定権の観点からは、倫理的（そして法的）に肯定的な評価ができるかもしれない。一方で、ドナー候補者が親族の中にあることは、それは裏返せば、家族からドナーになるようにとの圧力、時として見えない強制力がかかりやすいという事態になりうることも指摘されている。このように生体間移植にはさまざまな問題点が指摘され、その理論的正当化は容易ではない。

(2) 生体間移植の現状

そもそも、移植医療においては、死者からの臓器移植がスタンダードとされてきた。一方で、死者からの臓器移植によっても満たされない需要を補うためのいわば次善の策としての位置づけが、生体間移植にはなされてきた。しかし、臓器提供が諸外国に比べて少ない日本においては、（とくに、腎臓や肝臓といった臓器では）生体間移植が占める割合が非常に高くなっている。

死者がドナーとなる移植（脳死下及び心停止後の移植）に関して、臓器移植法第12条1項は臓器の提供または提供を受けることのあっせんについて厚生労働大臣の許可を必要としている。そして、日本臓器移植ネットワークが、提供・移植希望者の登録業務、提供者が出た際のあっせん業務を行っている。一方、生体間移植では、親族をドナーとして、医療機関でその適合性が判断されることが大半である。

日本移植学会は、「臓器移植ファクトブック」を毎年発行し、生体間移植の実施件数についても公表している。2023年版の同ファクトブックから、肝臓に関するデータを確認すると（【表1】）、2022年12月末までに行われた肝移植の総数は1万1,261件であり、そのうち生体間移植が1万457例となっている。近年、脳死ドナーからの移植が増えているにしても、生体からの移植が大部分（93%）を占めてきたことがわかる。また、生体ドナーの続柄について

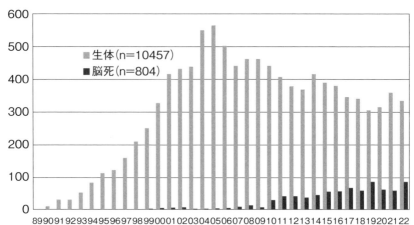

【表1】肝移植の「累計、年間移植件数」（日本移植学会「臓器移植ファクトブック2023」）
(https://www.asas.or.jp/jst/pdf/factbook/factbook2023.pdf?20241112) より

は、小児に対する肝移植では大半のケースで両親（95%）がドナーとなっている。一方、大人に対する移植では、子供（43%）、配偶者（25%）、兄弟姉妹（18%）、両親（10%）の順となっている。なお、移植成績については、累積生存率を見れば、5年生存率で脳死移植が84%に対して生体間移植が80%、10年生存率で76%対75%など、両者に差はない。

　また、腎臓に関しては、2022年度単年度のデータにおいて、総数1,782件のうち、生体ドナーからの腎移植は1,584例（88.9%）あった。生体腎移植の場合には、ドナーとレシピエントとの関係についてデータ入力のある1,488例中、配偶者645例（43.3%）、親452例（30.4%）、兄弟・姉妹135例（9.1%）となっている。先に述べたとおり、親族間の臓器提供には圧力がかかることが懸念されている。しかし、肝臓についても腎臓についても、そのほとんどが親族からの提供となっている。これにはガイドラインによる「親等制限」が関係している。詳しくは次節（「2. 生体間移植のルール」）で紹介する。

　腎臓の移植成績については、新しい免疫抑制剤の導入などにより、生着率・生存率は年を追うごとに改善しているとされる。2010年〜2021年の成績では、1年生着率で献腎移植（死体からの移植）が95.7%に対して生体間移植が

移植後 (登録数)	3か月	1年	2年	3年	4年	5年	6年	7年	8年	9年	10年
	(12,678)	(10,668)	(7,967)	(6,744)	(5,537)	(4,485)	(3,688)	(2,848)	(2,130)	(1,552)	(1,036)
生存	12,213 (96.3%)	9,971 (93.5%)	7,026 (88.8%)	5,773 (85.6%)	4,653 (84.0%)	3,677 (82.0%)	2,838 (77.0%)	2,198 (77.2%)	1,611 (75.6%)	1,178 (75.9%)	758 (73.2%)
死亡	3 (0.0%)	14 (0.1%)	8 (0.1%)	8 (0.1%)	15 (0.3%)	10 (0.2%)	11 (0.3%)	12 (0.4%)	10 (0.6%)	7 (0.5%)	4 (0.4%)
死亡理由											
悪性新生物	1	2	1	5	4	2	5	3	3	2	3
脳血管障害		2			1	1	2	1	1		
心疾患				1	1		1	1	1	1	
感染症		1	1					1			
消化器疾患		1	1		1	1		2			
呼吸器疾患	1	1		1	2	2			2	1	
血液・造血器疾患				1	1			1		1	
その他の中枢神経系疾患					1						
自殺		3			1		2		1		
事故		1			1						
その他	1	3	5		2	4	1	2	2	2	1
未入力											
不明	462 (3.6%)	683 (6.4%)	933 (11.7%)	963 (14.3%)	869 (15.7%)	798 (17.8%)	839 (22.7%)	638 (22.4%)	509 (23.9%)	367 (23.6%)	274 (26.4%)
不明理由											
患者自身による来院中止	118	353	541	550	569	575	580	448	320	193	160
その他	215	160	112	90	73	66	54	34	50	53	27
未入力	129	170	280	323	227	157	205	156	139	121	87

(対象：2009〜2021年実施生体腎移植症例18,922例に調査)

【表2】「生体腎移植ドナーの予後」(日本移植学会「臓器移植ファクトブック2023」)
(https://www.asas.or.jp/jst/pdf/factbook/factbook2023.pdf?20241112) より

98.7%、5年生着率で87.8%対93.0%とのデータがあり、やや生体間移植の成績が良好である。

　なお、生体腎移植のドナーについては、2009年から追跡調査が行われるようになった。1万8,922例の追跡調査データからは、生体ドナーからの腎臓摘出後には死亡例もあること、また、術後に合併症を発するドナーがあることなどが確認できる(【表2】)。生体間移植がいかに確立した医療であっても、そのリスクはゼロにはならない。ファクトブックでも、これらのデータがドナー

管理の重要性を示唆するとしている。

2. 生体間移植のルール

(1) 臓器移植法

　ここまで、生体間移植に倫理的・法的な問題があることや、それが広く行われている現状を確認してきた。生体間移植を倫理的・法的に正当化し、それを適正に行うためには、やはり、一定のルールが必要であるだろう。

　しかし、冒頭に述べたように、日本の臓器移植法には、生体間移植に関するルールはほとんど置かれていない。また、第6章でも見てきたように、同法は、死者から（それも脳死した者から）の移植を念頭に置いて立法されたという経緯がある。反面、生体間移植に関するルール作りは、十分になされなかったと言える。

　例えば、臓器移植法は、臓器提供が任意に行われること（2条2項）、臓器が人道的精神に基づいて提供されること（2条3項）を基本理念として求めている。また、同法第4条は「医師の責務」として、移植にあたって診療上必要な注意を払い、レシピエントやその家族に対して必要な説明を行い、その理解を得るよう努めなければならないとしている。これらの一般条項は、生体間移植に関しても及ぶと考えられているが、直接の罰則はない。

　より実効性を有する条文としては、臓器移植法第11条の臓器売買に関する規定がある。同条は、「移植術に使用されるための臓器」を提供することの対価として、財産上の利益の供与・要求・申込み・約束をすることを禁止している（同条1項及び同条2項）。併せて、移植術に使用されるための臓器を「あっせん」することの対価として、財産上の利益の供与を供与・要求・申込み・約束をすることも禁止されている（同条3項及び同条4項）。ここでいう「対価」については、臓器提供やそのあっせんにともなって通常必要であると認められる実費相当分（交通費や通信費など）は、含まれない（同条6項）。臓器売買に対しては、罰則もあり、5年以下の懲役もしくは500万円以下の罰金に処し、またはこれを併科するとしている（同法20条）。

上記の臓器売買に関する規定は、死者からの移植に留まらず、生体間移植についても妥当するとされてきた。実際に、臓器売買が事件となったケースは複数存在する。日本の臓器移植法下では、2006年の宇和島徳洲会病院事件において、初めて有罪判決が出された（松山地裁宇和島支部判決平成18年12月26日・判例集未登載）。これは、慢性腎不全を患う男性（レシピエント）について、その内縁の妻が知人女性に対して臓器提供を依頼し、実際に移植を実行した見返りとして現金と新車を渡したという事案であった。その他の臓器売買の事案については、そもそもどうして臓器売買が規制されるのかという点と併せて、次節（「3. 臓器売買について」）で、紹介する。

(2) ガイドラインなど
　現在の日本において、生体間移植のルールについては、学会指針や行政指針（いわゆる「ガイドライン」）に負うところが非常に大きい。
　学会指針としては、1994年に日本移植学会が制定した「移植学会倫理指針」（以下、「移植学会指針」）がある。同指針は、社会問題や法改正への対応をふまえて、その都度改正されてきた（以下の記述は、2021年改正版による）。もちろんこれは、移植学会に所属する会員が守るべきルールであって、会員でない医師、医療機関や患者などに及ぶものではない。また、法律のような強力な強制力を持っているわけでもない。しかし、国会で法律を作るのとは異なり、時代の要請に迅速に対応できるという面もある。
　この移植学会指針では、生体間移植について、「健常であるドナーに侵襲を及ぼすような行為は本来望ましくない」とした上で、やむを得ず行う場合には、種々の国際指針や臓器移植法等を参考にして、いくつかのルールを遵守することとしている。その最初に置かれているものが、「親等制限」である。同指針は、生体間移植を原則として親族（6親等内の血族、配偶者と3親等内の姻族）に限定している。例外となる非親族間の移植は、医療機関の倫理委員会で審査することとなっている。そこでは、臓器提供の任意性や有償提供の回避などを検討することとされている。
　移植学会は、2003年〜2016年にかけて同学会倫理委員会で行った非親族間

の移植事例の検討について、Web上にデータを公開している。非親族間の移植については、条件を付けることなく適切とされる事例は約半数であり（腎臓25件中10件、肝臓6件中3件）、実数としてもかなり少ないことが確認できる。

　また、移植学会指針では、ドナーから「インフォームド・コンセント」を得る手続きは、書面によるとされる。このドナーとなる者については、原則20歳（例外的に18歳、19歳）の「年齢制限」がある。また、レシピエントについても、死者からの移植に準じて「インフォームド・コンセント」を実施することなどが、ルール化されている。

　行政指針としては、「『臓器の移植に関する法律』の運用に関する指針（ガイドライン）」（平成9年10月8日付・健医発第1329号・厚生省保険医療局長通知：以下、「運用指針」）がある。この運用指針も、社会的問題や医学的知見の進展に対応すべく、適宜改正されてきた。上述した宇和島徳洲会病院事件では、臓器提供の依頼を受けた知人女性が親族であると偽って（内縁の妻の妹であるとして）、移植を実施していた。このことから、2007年の運用指針改正では、前述した移植学会指針等も参考に検討を行った結果、「第13　生体からの臓器移植の取扱いに関する事項」が新設された。この運用指針でも（移植学会指針を踏襲して）、ドナー本人の書面による意思確認、戸籍抄本や住民票等による親族関係の確認を徹底する上、医療機関の倫理委員会等での審査を行うことを求めている。

　これらのガイドラインの遵守については、必ずしも徹底されてこなかったとの指摘もある。しかし、一方で、厳しく親族関係を確認する倫理委員会も多い。そのため、前節でデータを示したように、生体間移植は圧倒的に親族間で行われてきた。

　また、これら現行のルールは、臓器提供の任意性などへの配慮のほかに、臓器売買にも強く関心を有している。「親等制限」にも、医学的な適合性の高さのみならず、（赤の他人よりも）臓器売買やその仲介のおそれが少なくなることを期待して設置している側面がある。次節では、この臓器売買の問題を紹介する。

3. 臓器売買について

(1) 臓器売買の現実と国際的な取組み

　臓器売買は、これまでにも小説、映画やドラマの題材とされてきた。そこでは、人身売買などの組織的犯罪に絡んでこれが行われているかのような（エンタメ性の高い）描き方がされることも、しばしばである。例えば、梁石日の『闇の子供たち』は、同名の小説を基に 2008 年に映画化された。タイを舞台として、子供の人身売買と臓器売買を扱った同作品には、大きな反響があった。

　しかしながら、臓器売買はフィクションの世界だけではなく、現実の世界でも行われている（きた）。そして、現実には、臓器売買は、映画などで出てくるように犯罪組織が地下で行うものばかりではなかった。アンドリュー・キンブレルによれば、1980 年代のアメリカにおいては、新聞紙に自ら移植用の目を売る、腎臓を売るという個人広告が出されたことがあり、また、臓器売買を会社の事業として行おうとする者もあったとされる。もちろんこうした動きには反発もあった。1984 年に成立したアメリカ臓器移植法（NOTA）は、臓器売買を禁止することを罰則付きで禁止した。ただし、同法で売買が禁止されたのは、移植用臓器に限られていた。つまり、研究用の臓器は対象とされなかった。現代においても、研究用の臓器には価格が付けられて売買されている（これは日本の法制度でも同様である）。

　世界的には、臓器提供の多い国もあれば、少ない国もある。しかし、臓器が余っている国はない。移植の需要は、常に満たされていない。その意味で、移植用臓器には、ある種の希少財という性格が認められるだろう。そして、その臓器をめぐって、先進国をはじめとしたお金持ちの国の人びと（アメリカ、ドイツ、日本や中東の人びとなど）が、そうではない国の人びと（アジアや南米、東欧の人びとなど）の臓器を獲得するために海を渡ること、すなわち「移植ツーリズム」の実態が確認されてきた。

　日本には、2023 年に、厚生労働省の研究事業「臓器・組織移植医療における医療者の負担軽減、環境改善に資する研究」の一環として行われた、「海外

渡航移植患者の緊急実態調査」がある。同調査では、海外で移植を受けて通院している患者が543名いたとされている。しかし、これは医療機関を対象とした調査であり、把握されている数は氷山の一角に過ぎない。移植を希望して海を渡る者は、世界中にまだまだ大勢いる。

　こうした移植ツーリズムに対しては、これがある種の経済的搾取にあたるとの非難がある。またときとして、ここへ臓器売買が絡むことも懸念される。移植ツーリズムや臓器売買を規制しようとすれば、国際的な対応は欠かせない。臓器取引の問題には、世界保健機関（WHO）や国連などの国際的組織も、強い関心を払い、対応を行ってきた。

　このような国際的な取組みの１つに、2008年に国際移植学会などが中心となって作った「イスタンブール宣言」がある（2018年改正、以下では改正版に準拠して述べる）。同宣言もまた、臓器売買や移植ツーリズムへの懸念を示している。そして、臓器売買を禁止すること（原則3）、移植ツーリズムを防止すべきこと（原則9及び原則10）、各国が臓器提供・臓器移植の自給自足達成に努めること（原則11）などを求めている。

　同宣言は、あくまで職能団体の宣言文ではある。国家間の条約などではない。したがって、原則論としては、これは国として必ず従わなければならないルールではない。しかしながら、事実上は、同宣言は最も影響力の強い取組みの１つとなっている。日本の臓器移植法の改正過程においても、イスタンブール宣言が臓器移植の自給自足を求めたがために、小児からの臓器摘出を可能とすべきだという主張がなされていた。

(2) どうして臓器売買禁止を禁止するのか？

　今日、移植用の臓器に関しては、売買を禁止することが、世界的な潮流となっている。ところが、臓器売買の禁止は、ある種当然のこととして語られることが多く、その理由はそれほど明確ではない。

　日本の臓器移植法が臓器売買を禁止している理由については、臓器移植法の制定過程やこれまでの臓器売買事件の裁判例などから、いくつかに整理することが試みられてきた。ここでは、①臓器売買が「人びとの感情に著しく反す

る」こと、②臓器提供では「提供意思の任意性」が要求されるところ臓器売買によりこれに支障を来すこと、そして、③臓器売買によって「臓器移植の公平性」が損なわれることの3点について見ていく。

　①「人びとの感情に著しく反する」ことについては、さまざまな評価があるだろう。法と倫理とは、一応別のものではあるが、互いに無関係ではない。死体損壊罪（刑法第190条）が、死者に対する崇敬感情を保護法益（法的に保護される利益）としてきたように、倫理観を背景とした規制の実例は、現に存在する。一方で、臓器売買に対する感情的な嫌悪感、それをおぞましい、けがらわしいと人びとが思うことを理由として、法という国家の強制力の強いルールで禁止・処罰することについては、慎重論が唱えられてきた。「人びとの感情」のような不明確で抽象的なものをも保護法益とすれば、臓器売買罪の成立範囲を無制限に拡大させる危険があるという主張である。個人的な好悪の問題は別として、「人びとの感情」を法的な禁止・処罰の根拠とすることには、十分な注意と検討が必要だろう。

　②「提供意思の任意性」についてはどうか。金銭が絡むことによって、貧困層の提供意思が誘導される、歪められる、そして臓器が搾取されるということは、現実には、あり得るだろう。その一方で、理論的には、臓器提供の有償／無償の問題と、任意性の問題とは両立し得るという主張もある。この主張に従えば、すなわち、有償であっても任意で行われる臓器提供はあり得ることになる。臓器売買に応じる者が、すべてつねに一方的に搾取を受けているとは言い切れない実情は、個別的には存在する。

　例えば、1980年代〜1990年代にフィリピンやインドへの調査結果として、自発的に臓器売買に応じる者がいることが確認されている。ドナーは（臓器の）健康状態が良好である必要があり、最貧困層のものではない。そして、この中には臓器売買で獲得した金銭で借金を返す、ミシンを買って生計を得るなどして、取引きに満足している者もいたとされる。このような臓器売買の自己決定をどう評価すべきか。任意性を失していると言えるだろうか。

　③「臓器移植の公平性」は、臓器売買の問題を検討する際に、とくによく指摘されている。2011年に発覚した医師による臓器売買事件では、慢性腎不全

に罹患
り　かん
していた医師が、早期に生体腎移植を受けるために、暴力団関係者らを通じて紹介された者との間で、「親等制限」を回避するために養子縁組を偽装していた。この事件において、東京高裁は、臓器売買の処罰根拠を「臓器移植の公平性」に絞って、有罪判決を導いた（東京高裁判決平成 24 年 5 月 31 日・判例集未登載）。

　臓器売買を容認すると、裕福な患者だけが恩恵に預かり、貧しい患者は移植の機会がない。"これは、けしからん。"このような主張は、国民皆保険制度があり、誰でも平等に医療が受けられることが当然視されている日本においては、強い支持を得られるだろう。しかしながら、世界的に見れば、医療制度は多種多様である。貧しい人が高額な医療を受けられないという医療格差、不平等は、むしろ世界中に存在している。ここでは、臓器売買を「臓器移植の公平性」の文脈で検討する際に、倫理的に非難することが妥当であるかという問題と、法的な処罰根拠として十分であるかという問題は、（関係性はあるが）別の話であることを意識すべきである。

　倫理的なレベルでの話として、臓器売買が移植機会の公平性を損なう部分がある、また不公平性を加速させることがあるとして、やはり非難に値するという主張はあるだろう。ただ、これに対しては、公的移植用臓器マーケットの創設によって、むしろ公平性を高めることができるという主張も昔から存在する。

　現実に、2007 年のフィリピンにおいて、臓器売買公認の制度が提案されたことがある。これは、外国人患者が臓器移植を受ける場合に、患者自身の手術費用だけでなく、ドナーへの生活支援費と別のフィリピン人患者一人分の手術費用を支払わせるという計画であった。しかしながら、この計画は国際社会からの非難に遭い、結局、翌 2008 年に、フィリピン政府は「臓器売買禁止令」を発令した。

　なお、現在も臓器売買を認めている国としては、イランがある。同国は、1999 年より臓器売買を合法化しており、臓器売買を公的に管理することにより待機患者数を減らすことに成功したとされる。一方で、腎臓を売る者の 70％以上が貧困層という指摘もある。公的移植用臓器マーケットは、理論的な可能性こそ示されるものの、現実には難しいようである。

おわりに

　倫理的な問題がさまざまに指摘されているにもかかわらず、諸外国に比べて臓器提供率の低い日本においては、生体間移植はかなり広く行われてきた。一方で、臓器提供率の高い諸外国においても、待機患者の需要を十分に満たせているわけではない。したがって、これまで移植用臓器の供給源とはされてこなかった対象（いわゆる「マージナル・ドナー」）からも、臓器を獲得しようという動きが、昨今は世界的に見られる。例えば、心停止直後の者や標準的な年齢基準を超える高齢者からの提供臓器を用いた移植は、すでに実施されつつある。また、HIV 等の感染リスクのあるドナーに由来する臓器を用いた移植さえ、実施されている。ここには、医学的のみならず倫理的な問題がある（2024 年にブラジルでは、移植臓器由来の HIV への集団感染事例があった）。このような状況下で、諸外国でも生体間移植が増えつつある（増やさざるを得ない）状況が出てきている。

　生体間移植を広く実施してきた日本には、技術的な面で世界をリードし得るだけのものがあるだろう。しかし、倫理的な面で世界をリードし得るだけの議論が醸成されてきたとは、まだまだ言い難い。このテキストで生命倫理学を学ぶ読者が、高い関心をもって、議論に参加してくれることを期待する。

参考文献

粟屋剛『人体部品ビジネス――臓器商品化時代の現実』講談社 1999 年。
粟屋剛「臓器売買と移植ツーリズム」甲斐克則 編『臓器移植と医事法』（医事法講座第 6 巻）信山社 2015 年 pp.239-256。
石田安実「臓器売買と人体の商品化のどこが問題なのか？」盛永審一郎・松島哲久・小出泰士 編『いまを生きるための倫理学』丸善出版 2019 年 pp.26-29。
甲斐克則『臓器移植と刑法』（医事刑法研究第 6 巻）成文堂 2016 年。
城下裕二 編『生体移植と法』日本評論社 2009 年。
神馬幸一「臓器売買事件」甲斐克則・手嶋豊 編『医事法判例百選〔第 3 版〕』有斐閣 2022 年 pp.202-203。

アンドリュー・キンブレル（福岡伸一 訳）『すばらしい人間部品産業』講談社 2011 年。
日本移植学会「臓器移植ファクトブック」（https://www.asas.or.jp/jst/pro/factbook/）

第 8 章　人工授精・代理出産・卵子提供

吉田　一史美

はじめに

　本章では、人工授精や体外受精を含む生殖補助医療について取り上げる。日本で 2020 年に制定された「生殖補助医療法」は、おもに第三者から提供された精子・卵子・胚や代理出産で生まれた子どもについて、法的な親子関係を明確にしたものである。生殖補助医療におけるリスク、匿名性、商業的側面などの倫理的問題に関わる法整備は、今後の検討に委ねられており、立法の動向が注目される。そのため現在は、法的な拘束力を持たない日本産科婦人科学会の会告が、日本の医療現場における倫理的な指針となっている。本章ではそのような日本の状況と外国の動向を比較しながら、1. 人工授精、2. 体外受精、3. 代理出産、4. 卵子提供の各項目について、概要、歴史、法規制の状況などを示した上で、それぞれの倫理的問題を解説する。最後は、すべての生殖補助医療に共通する倫理的問題について考える。

1. 人工授精

(1) 人工授精とは

　人工授精とは、男性から採取した精液を遠心分離で洗浄・濃縮し、女性の排卵日に合わせて子宮の奥にカテーテルで直接注入することである。配偶者間の人工授精（Artificial Insemination with Husband's Semen：AIH）は、男性

の精子の数や運動率に問題がある場合や、男性の精子と女性の頸管粘液が不適合である場合、カップルのいずれかが精子の動きを妨げる抗体を保有する場合などに行われる。AIHの妊娠率は1回あたり5〜10%である。

これに対して、AIHを繰り返しても妊娠しない場合や、男性が無精子症や重篤な遺伝性疾患を有している場合など、パートナーの精液で妊娠ができない／を希望しないケースでは、第三者の精子提供者（ドナー）の精液を用いた人工授精（Artificial Insemination with Donor's Semen：AIDまたはDonor Insemination：DI）が行われる。AIDで生まれた子どもの出生届は、日本では出産した女性の夫を父親として受理される。

人工授精は一般不妊治療に分類される比較的容易な技術であり、最も古くから試みられてきた生殖医療の一つである。1799年にイギリスの外科医ジョン・ハンターが人工授精のヒトへの応用に成功し、1891年にドイツの医学書の翻訳によって日本に紹介された。第二次世界大戦後に慶應義塾大学病院で初めて人工授精が実施され、1949年にはAIDによる子どもが誕生した。現在までに多くの先進国で法律婚の夫婦に対するAIDが実施されており、日本産科婦人科学会も、AIDの対象者を法律婚の夫婦に限定したうえで、医学的な適応があり、精子提供者が匿名の場合に認めている。AIDの利用者は国によって異なるが、現在は法律婚の夫婦だけでなく、事実婚の男女、選択的シングルマザー、女性同士のカップル、トランスジェンダー男性などにも拡大している。

AIDは医学生から医療施設に提供された精子が用いられるケースが多かったが、1960年代以降は提供者の精子を集めて凍結保存する「精子バンク」が設立されている。フランスでは公的機関が精子バンクを運営し、生命倫理法によって報酬をともなう営利目的の精子提供が禁止されている。そのため、輸血用の血液や移植用の臓器と同じように、依頼者夫婦の人種や血液型を考慮した精子が提供される。一方、商業的な精子バンクを認めている米国では、提供者は1回の提供で数千円の報酬を受け、利用者はドナーの人種・容姿・学歴・職業などを含めたカタログから精子を選び、数万円で購入できる。

現在の世界最大の精子バンクは、デンマークに本社を置く「クリオス・インターナショナル」で、100か国以上の利用者に精子を届けており、同社の利用

者には日本人も含まれる。日本では日本産科婦人科学会が営利目的の精子提供を禁止し、国内の16登録施設でのみAIDの実施を認めている。しかし、日本人が海外の精子バンクから精子を購入して国内の医療施設で出産するケースがあるほか、国内でインターネットを通じた営利目的の個人的な精子の取引も行われている。このような状況下、日本では安全な精子提供を行う仕組みや生殖補助医療法の整備が模索されている。

(2) 人工授精の倫理的問題
1) 近親婚の危険
　同一の精子提供者から生まれた子どもは、身体的には異母の兄弟姉妹である。近い血縁関係にある者が婚姻関係を結ぶ近親婚は、近代医学が発達する以前から多くの文化圏で禁忌とされてきた。近親婚では深刻な先天異常児の出生、流産・早産・死産、胎児死亡の確率が高くなるからである。営利目的の精子提供は、異母の兄弟姉妹の数を制限することができなくなり、出生児の近親婚の危険を高めてしまう。

　人工授精が行われた初期にはこの問題への配慮は十分になされておらず、一人の精子提供者から数十人の子どもが生まれることも少なくなかった。現在、各国で同一の提供者による出生児は数人〜十数人までなどと何らかの制限を設けているが、同一の提供者が複数の国や複数の精子バンクで精子提供を行って報酬を得ることまでは管理されていない。2023年にオランダの裁判所から新たな家族への精子提供を禁止された男性は、世界中で精子提供を行い、550人以上の子どもが生まれたとみられている。

2) 遺伝性疾患の秘匿
　精子提供が認められるためには、提供希望者にはいくつかの条件やスクリーニング検査が課される。例えば、先述のクリオス・インターナショナルでは提供希望者に、①18歳〜45歳であること、②精子の質が良好であること、③身体的にも精神的にも健康であること、④遺伝に起因する詳細な病歴を提出すること、⑤定期的に血液と尿のサンプルを提出することを求めている。

しかし、精子提供で報酬を得られる場合には、金銭的な利益のために提供者が遺伝性疾患をもっていることを隠す可能性が高まる。2009年にデンマークで、遺伝性疾患を患った男性が、スクリーニング検査で発見されずに精子ドナーとして登録され、5人の出生児に提供者の疾患が遺伝したことが明らかになった。この提供者は、神経線維腫症I型（レックリングハウゼン病）という腫瘍を作り出して重症化する可能性のある神経疾患を患っていた。この提供者の精子は、ヨーロッパ内外の10か国で提供され、14施設で43人の子どもが誕生している。

3）出自を知る権利

　精子提供者を匿名とするのは、養育責任の明確化、提供者からの干渉の回避、提供者の確保のためである。しかし、遺伝的な父となる人物を知らされない出生児たちは、アイデンティティの形成や確立において深刻な精神的危機に陥ることがある。自分が提供精子という材料や商品から作られており、その出自に人格的な存在が見いだせないと感じるのである。その人物の顔、思想、才能、趣味、癖などあらゆる事柄を知らされず、自分が何者であるかを考えるために重要なバックグラウンドから隔絶されてしまう。さらには、自分自身と自分の子どもたちの体質や遺伝を含む医学的情報を得られないという不安が生涯つきまとう。こうした匿名性がもたらす精神的苦痛や不利益を、AIDで生まれた子ども自身が社会に訴えることで、生殖補助医療における「出自を知る権利」の重要性が認識されてきた。

　1980年代から現在まで、オーストラリアの一部の州とスウェーデンを皮切りに、ドイツ、イギリス、フランスなど多くの先進国で、精子提供者の匿名性が認められなくなった。これらの国では、子どもが一定の年齢に達すれば、提供者の個人情報を得ることができる。どのような条件でどこまで情報が開示されるかは国によって異なるが、先進国の多くが子の出自を知る権利を保障する方向で法律を整備している。これに対して、2021年に日本産科婦人科学会は、提供時の匿名性は保持しつつ、公的管理運営機関の新設による子の出自を知る権利の尊重を提案している。米国では、ほとんどの州で提供者の匿名性や情報

開示に関する法規制がなく、匿名性がもたらす倫理的問題が残されたままである。

2. 体外受精

(1) 体外受精とは

　体外受精とは、女性から採取した卵子を体外で精子と受精させ、その受精卵を培養した胚を子宮に移植することである。体外受精‑胚移植（In Vitro Fertilization and Embryo Transfer：IVF-ET）という特定不妊治療に分類される先進医療である。体外受精の方法は2種類ある。通常の体外受精では、採卵した卵子に一定量の精子をふりかけて受精させる「媒精（IVF）」が行われる。その適応となるのは、人工授精で妊娠しなかった場合や、女性の卵管性不妊、排卵障害、多囊胞性卵巣、子宮内膜症などの場合である。これに加えて、男性が重度の乏精子症、重度の精子無力症、精子不動症、精子奇形症などを有する場合には、より高度な体外受精の方法として、針の先端に1個の精子を入れて、顕微鏡下で卵子の細胞質内に直接注入する「顕微授精（Intracytoplasmic Sperm Injection：ICSI）」が行われる。

　IVFは、イギリスの発生学者のロバート・エドワーズが考案し、1978年に世界初の体外受精児が誕生した。女性の卵子を身体の外に取り出し、シャーレの中で精子と受精させて、人類が初めてヒトの受精卵をその目で見たのである。この体外受精の成功は「生殖革命」と表現されるほどのインパクトを与え、エドワーズは2010年にノーベル医学生理学賞を受賞している。これに対して、ICSIは1992年に初めて誕生児を迎えた比較的新しい技術である。日本産科婦人科学会の調査によれば、2022年に全国の約600施設で54万3,630周期の体外受精が行われ、胚移植1回あたりの妊娠率は36％、誕生した体外受精児は7万7,206人（総出生数の10人に1人の割合）であった。

(2) 体外受精の倫理的問題

1) 医学的安全性

体外受精は、自然な受精・妊娠の過程とは異なるが、その安全性に十分な注意が払われないまま人間に応用されている。例えば、生殖補助医療で生まれた子どもに遺伝性疾患の頻度が高いという報告がある。ベックウィズ - ヴィーデマン症候群（Beckwith-Wiedemann Syndrome：BWS）は、遺伝子の転写制御の異常によって生じる先天性異常症候群であり、過成長、巨舌、臍帯ヘルニアを特徴とし、胎児性腫瘍が多い。日本では、2005年の総出生数のうち生殖補助医療で生まれた子どもが0.86%であるのに対し、BWSのうち8.6%が生殖補助医療で生まれた子どもであった。

また、顕微授精の出生児についても、自閉症スペクトラム障害のリスクが自然妊娠の出生児より高いことが報告されている。

2) 男性不妊の遺伝

顕微授精は、重度の男性不妊症をもつ男性やカップルにとっては画期的な技術であり、実際に顕微授精の導入によってAIDの利用者が減少した。しかし、顕微授精が必要な重度の乏精子症の男性には、特定の遺伝子の小さな欠損や変異が存在する確率が高いことがわかっている。Y染色体の遺伝子に欠損がある場合に重度の乏精子症になるのだが、この精子で男児が誕生すると、父親と同じ乏精子症になる確率が非常に高くなる。つまり、生まれた男児もまた顕微授精でしか子どもを得られない。

3) 死後生殖の是非

死亡した夫の凍結精子を用いて体外受精し、妻が妊娠・出産する「死後生殖」が行われることがある。死亡者から子どもを生まれさせることは、たとえ技術的に可能であるとしても、社会通念や子どもの福利に反するという倫理的問題が指摘される。死後認知や法的父子関係を認めるか否かについては、監護・養育・扶養を受けられない者との間で父子関係を成立させることは子どもの利益にならないと考える立場と、父の親族との間に親族関係が発生すれば代

襲相続権などの実益があると考える立場がある。現在は、死後生殖を禁止する国（フランス、ドイツ、イタリア、日本など）と、容認する国（米国、イギリス、スペイン、オーストラリアの一部の州など）の両方が存在している。

4）生命の選別・断絶

体外受精で作製した受精卵の異常を調べて選別する「着床前診断」（詳しくは第9章）や、体外受精後に胎児を死滅させる「減数手術」といった技術にも倫理的問題が指摘されている。減数手術は、多胎妊娠に際して、子宮内で一部の胎児を死滅させる手術であり、一般的には胎児の心臓への塩化カリウムの注入などによって行われる。体外受精では、移植した胚の着床率を高めるために、複数の胚を移植した上で胎児の数を減らす減数手術が行われてきた。これに対して、減数手術の倫理的問題や多胎妊娠の医学的リスクが指摘され、現在の日本では日本産科婦人科学会が移植胚数を原則1個に制限している。

5）出自を知る権利

体外受精によって作られた受精胚は、そのまま子宮に移植されるか（新鮮胚移植）、凍結保存して次の周期以降に融解して移植する（凍結融解胚移植）。体外受精によって妊娠に成功した場合などでは、移植されずかつ移植予定のない余剰胚が生じる。凍結保存された余剰胚は、これまで幹細胞研究の材料としても利用されてきたほか、所有者が同意する場合には他の不妊のカップルに提供する「胚提供」も行われてきた。この胚提供においても提供者が匿名である場合は、出生児は遺伝上の父と母の両方について、出自をめぐる苦悩と不利益を抱えることになる。

3. 代理出産

(1) 代理出産とは

代理出産とは、第三者の女性が依頼を受けて妊娠・出産することである。子どもをもつことを希望する女性の子宮欠損、子宮奇形、重度の子宮筋腫、重度

の子宮腺筋症、子宮摘出などの場合に行われる。代理出産の方法は2種類ある。人工授精によって妊娠する場合は「サロゲートマザー」とよばれ、出産女性と出生児とのあいだには遺伝的関係がある。これに対して、体外受精によって妊娠する場合は「ホストマザー」とよばれ、出産女性と出生児とのあいだに遺伝的関係は生じない。

　代理出産は、1976年に米国で結ばれた商業的な契約から始まり、1985年にはイギリスでも代理出産が行われた。初期は人工授精を用いるサロゲートマザーのみであったが、1990年代以降は代理出産にも体外受精が導入された。体外受精を用いたホストマザーはカップルの両方と遺伝的つながりのある子どもを産むため、代理出産を希望するカップルが増加した。現在の代理出産は、不妊のカップルにとどまらず、キャリア形成や体型維持を優先する女性、男性同士のカップル、選択的シングルファーザーなど多様な人びとが利用している。2016年には、海外在住の日本人男性とスウェーデン人男性の同性カップルが米国で代理出産を実施し、生まれた子どもを養育している。

　代理出産契約は、妊娠・出産する女性が依頼者から報酬を受け取るかどうかによって、商業的なものと非商業的なものに分けられる。商業的な代理出産は、実施する国の経済状態によって異なるが、出産女性への報酬は数百万円が相場であり、依頼者は数百万～数千万円の支払いが必要になる。商業的な代理出産を引き受ける多くの女性には「貧困」という条件が共通するが、その動機においては「人助け」が強調される。これに対して、非商業的な代理出産では、兄弟姉妹や友人などのために無償で妊娠・出産を引き受けるため、医療費などの必要な費用のみが支払われる。非商業的な代理出産においては、女性が「人助け」や「自己実現」を望むことが直接の動機となる。

　代理出産を禁止している国（フランス、ドイツ、スペイン、日本など）、非商業的な代理出産に限り容認する国（イギリス、オランダ、カナダ、オーストラリアなど）、商業的な代理出産を含めて容認する国（米国の大部分の州、ロシア、ウクライナ、イスラエルなど）が存在する。2004年に日本人夫婦が米国で代理出産を実施して帰国したが、日本では出生児の出生届が受理されず、裁判を起こした（向井亜紀事件）。2007年に最高裁判所は米国のホストマザー

とその夫を両親とする判決を出し（最決平成19年3月23日民集61巻2号619頁）、日本人夫婦は出生児と特別養子縁組を行った。日本人の生殖補助医療の利用について法的整備が求められる中、2008年に日本学術会議が、子どもの法的地位の早期安定を理由に、分娩した出産者を母親とする見解（分娩主義）を示した。なお、2020年の生殖補助医療法も分娩主義を採用している。

　代理出産における体外受精の導入は、出産女性の人種や容姿にかかわらず代理出産を利用できることを意味し、発展途上国の女性に安価な報酬で出産を依頼するという「生殖ツーリズム」を成立させた。まず、インドやタイなどが生殖ツーリズムの受入国となり、先進国の人びとや途上国の富裕層が依頼人になった。しかし、2008年にはインドで代理出産を実施した日本人夫婦が離婚し、独身の父親が生まれた女児を出国させることができないという国際問題が生じた（マンジ事件）。また、2014年には独身の日本人男性が、タイなどで代理出産を実施して15〜20人の子どもを得て、インターポールの捜査を受けた（赤ちゃん工場事件）。さらに同年、タイで代理出産を依頼したオーストラリア人のカップルが、生まれた双子のうちダウン症の男児の引き取りを拒否したという報道が、国際的な関心を集めた。こうした事件を受けて、インドやタイでは外国人による代理出産の利用や商業的代理出産を禁止する法整備がなされ、現在では中南米やヨーロッパの貧困国がおもな受入国になっている。

(2) 代理出産の倫理的問題
1) 身体的負担

　妊娠・出産の身体的負担は大きく、生命が危険にさらされる場合もある。現在の日本でも年間で数十人の妊産婦が死亡しており、死亡原因は、産科危機的出血、脳出血、心肺虚脱型羊水塞栓などである。また、妊娠中や分娩中に発症する妊娠高血圧症候群は、多様な妊産婦死亡の原因になりうる。妊娠高血圧症候群を発症すると、全身にさまざまな合併症が生じて、重症化した場合には妊産婦と胎児の生命に重大な危険が及ぶ。

　2020年に、代理出産した米国人女性が、出産の途中で亡くなったことが報じられた。この女性には夫との間に2人の実子がおり、この子どもたちは代理

出産によって母親を失った。本来、このような生命の危険は、自分の子どもを産むからこそ女性は引き受けるものであった。妊娠・出産という身体的負担を第三者に負わせてよいのかという問題がある。

2）医学的安全性

　自然な方法で妊娠・出産する場合は、胎児の遺伝子の半分は母親と同じで、もう半分は父親の遺伝子である。異なる遺伝情報をもつ胎児が異物として母体の免疫機能から攻撃されないように、母子のあいだには胎盤を介して免疫寛容という仕組みがつくられる。しかし、この免疫寛容が破綻すると、妊娠高血圧症候群などの異常妊娠を発症させる原因となる。体外受精による代理出産では、女性と胎児の遺伝情報がまったく異なるため、免疫寛容が破綻するリスクが通常より高くなると考えられている。胎児に与える影響については、将来的な生活習慣病、がん、精神疾患の発症などの危険性が調べられていない。自然界ではありえない妊娠状態がもたらす母子への影響について、動物実験などでは問題の生じる可能性が高くなることが示されており、医学的安全性に関する議論が求められている。

3）精神的負担

　妊娠中および産後は、女性ホルモンの影響によって精神状態が不安定になる女性が少なくない。プロゲステロンの働きが強い妊娠20週頃までは、抑うつ状態の妊婦が増加する。分娩後は、エストロゲンの急速な消退によって再び精神状態が不安定になると同時に、子宮収縮や授乳のためにオキシトシンが大量に分泌される。オキシトシンは幸福感をもたらすホルモンであり、出生児に対する授乳やスキンシップによって分泌される。しかし、ストレスがある場合、オキシトシンは攻撃性につながるホルモンに変わる。これらのホルモンの影響下、およそ妊産婦の10人に1人が周産期のうつ病を抱え、2人が不安症や強迫症、3人が産後3〜10日に軽いうつ状態になる。2022年の日本における妊産婦死亡原因の第1位は自殺による死亡であり、他の先進国でも最も多い死亡原因として報告されることがある。

このような妊産婦の精神状態を考慮すると、養育しない子どもを妊娠することや、出産した女性から子どもを引き離すことは、相当な精神的負担を強いる場合がある。実際に、米国では、商業的契約のもと人工授精で行われた代理出産で、サロゲートマザーが子どもの引渡しと報酬の受け取りを拒否している（ベビーM事件）。また、体外受精による代理出産においても、ホストマザーが妊娠中に子どもの養育権を求めて裁判を起こしている（ジョンソン対カルヴァート事件）。いずれの裁判でも代理出産した女性が養育権を認められることはなかった。妊娠・出産・授乳・養育というプロセスを通して、女性は出生児の母親になるように生物学的にプログラムされているのだが、このプロセスを断ち切ることに倫理的な問題はないのかという批判がある。

4）人間の尊厳

　代理出産を引き受けた女性は、妊娠の過程から出産の方法に至るまで、依頼者との契約を履行する義務を負う。妊婦は、胎児の異常を調べる検査を受けるかどうか、さらにお腹の中の胎児を中絶するかどうかの決定権も持たない。一度に複数の子どもを得たい依頼者がいれば多胎妊娠を受け入れ、多くの依頼者が望む帝王切開で出産しなければならない。妊娠中絶、多胎妊娠、帝王切開、いずれも母体への負担が大きいにもかかわらず、代理出産を引き受けた女性は自分の身体を自分の思い通りにできない。

　代理出産を禁止する立場の人びとは、そのような契約は「奴隷契約」であり、人間の「身体の自由」を含む人権を侵害していると考える。商業的な代理出産を容認する立場の人びとは、代理出産は他の職業と同じように人権を構成する「経済活動の自由」に含まれると主張する。非商業的な代理出産のみを許容する立場の人びとは、性行為を売買する売買春が禁止されるのと同様に、妊娠・出産を売買の対象にしてはいけないと考える。

　代理出産を引き受ける女性の多くは結婚しており、自分の子どもを育てている。夫は、自分の妻が他人の子どもを10か月もお腹に宿し、命懸けで出産にのぞむことを受け入れなければならない。また、子どもは自分の母親がお腹から出てきた赤ん坊をすすんで手放すことを知ることになる。ましてやそれが金

銭と引き換えであったなら、夫や子どもはどのように感じるのだろうか。

　代理出産は、女性とその家族の尊厳だけでなく、そのような行為から生まれてくる子どもの尊厳を脅かすと考える人びともいる。代理出産は、女性の生殖機能の提供に報酬が支払われているが、これは人身売買を胎児の段階に前倒して実施しているだけだという批判がある。実際、商業的な代理出産で生まれた子どもは、自分自身を「商品」のように感じてしまうことがあるという。代理出産の市場は拡大しており、2018年に国際連合人権理事会において、代理出産の普及が子どもを商品化の危険にさらすと警告する報告がなされている。

5）出自を知る権利

　10か月間におよぶ妊娠・出産は、生まれてくる子どもにとって自分の人生の始まりのときである。どのような女性が、何のためにその身に自分を宿したのか。お腹のなかの自分をどう感じ、生まれてきた自分をどのように迎えたのか。いまの成長した自分のことをどう想っているのか。たとえ、提供配偶子や提供胚のように遺伝的つながりがなくとも、妊娠・出産は出生児にとっては大切な誕生の物語の一部である。代理出産においても、子どもの出自を知る権利をめぐる倫理的問題が生じうる。

4．卵子提供

（1）卵子提供とは

　卵子提供とは、第三者の女性が依頼を受けて卵子を提供することであり、子どもをもつことを希望する女性の早発閉経、卵巣機能低下、卵巣欠損、卵巣摘出、重篤な遺伝性疾患などの場合に利用される。また、代理出産と併用する形で、選択的シングルファーザーや男性同士のカップルが子どもを希望する場合に利用する。このほかに、幹細胞研究などの材料として提供卵子が高く買い取られることがある。

　卵子提供は、採取が容易な精子提供と比べて、女性の身体に大きな負担がかかる。通常の女性の身体は、2つある卵巣のいずれかからひと月に1個のペー

スで排卵を行うことが多い。しかし、提供者の女性は、一度に十数〜数十個といった多数の卵子を成長させるために、数週間にわたって強いホルモン剤を投与して、卵巣を刺激する必要がある。さらに卵子の採取は、膣から針を卵胞に刺して吸引して行われる。

　提供された卵子を集めて凍結保存する「卵子バンク」が設立されており、1990年代には卵子を取引きする市場が登場した。卵子は市場価値が高いため、商業的な卵子提供では提供者への報酬も数十万〜百数十万円といった高額なものになり、妊娠を目的に卵子提供を受ける利用者は数百万円の支払いが必要になる。

　現在、卵子提供を禁止している国（ドイツ、イタリア、スイスなど）、非商業的な卵子提供に限り容認する国（フランス、イギリス、オーストラリアなど）、商業的な卵子提供を含めて容認する国（米国、メキシコ、台湾など）が存在する。日本では長らく卵子提供は規制されていたが、2020年に日本産科婦人科学会は非商業的な卵子提供を認める方針に転じ、生殖補助医療法の整備が待たれている。現在、国内では独自のガイドラインで非商業的かつ非匿名の卵子提供を実施している施設が少数あるほか、日本人が海外の提供卵子を購入して国内の医療施設で出産するケースが相当数あることがわかっている。また、日本人女性が海外で卵子提供を行って高額な報酬を得ていることも報告されている。

(2) 卵子提供の倫理的問題
1) 医学的安全性
　提供者の女性は、数週間にわたる強いホルモン剤の投与によって、卵巣過剰刺激症候群（Ovarian Hyperstimulation Syndrome：OHSS）に陥るリスクがある。女性の卵巣は3〜4cmの臓器だが、排卵誘発剤で過剰に刺激されることによって卵巣が膨れ上がることがある。重症化すると卵巣が12cm以上の大きさになり、腹水や胸水がたまって呼吸障害をともなうと集中治療室へ移される。重症例では、腎不全、脳梗塞、心筋梗塞、肺塞栓などの危険がある。また、OHSSの過程でねじれた卵巣が壊死し、卵巣を摘出することもある。

OHSSは、通常の不妊治療による排卵誘発剤でも生じうるものだが、卵子提供では一般不妊治療で使用されるよりも多量のホルモン剤を用いる。卵子提供を経験した女性の中には、卵巣の摘出、脳腫瘍の増大、乳がん、大腸がんによる死亡などがあったことが報告されている。しかし、このような強力なホルモン剤の投与による発がんの可能性などの深刻な健康被害やリスクについて、卵子提供者を長期的に追跡する研究が進んでいない。

提供者は、膣から針を卵胞に刺して吸引する卵子の採取でも、1％内で合併症が起きる。麻酔による合併症、膣壁出血、腹腔内出血、骨盤内炎症性疾患である。採卵時の卵巣や子宮の損傷によって、提供者が不妊になる可能性も否定できない。

また、提供卵子を利用する妊産婦とその胎児は、体外受精型の代理出産と同様に、免疫寛容にかかわる妊娠高血圧症候群のリスクを抱える。

2) 人間の尊厳

数週間にわたる卵子提供のプロセスは医学的リスクのあるものだが、卵子提供者は「患者」ではなく「取引相手」である。卵子は市場価値が高いため、契約した数の卵子の採取が終了するまで、提供者が身体の不調を訴えても軽視されることがある。提供者の女性は、自分の健康と高額な報酬を天秤にかけて、契約を履行／中止しなければならない。さらにひとたび採取が終了すれば、その後はケアされる対象にならない。このような卵子提供の契約について、代理出産と同様に、人間の「身体の自由」の侵害か、「経済活動の自由」の保障か、売買春と同様に貧困者から搾取してはいけないものではないか、というさまざまな考え方がある。

3) 出自を知る権利

卵子提供もまた匿名を原則として、出生児に対する養育責任の明確化、提供者からの干渉の回避、提供者の確保を行うことがある。その場合、生まれた子どもは提供卵子という材料や商品から自分ができていると感じ、遺伝的な母となる人物を知ることができず、アイデンティティや医学的情報に関わる深刻な

苦悩と不利益を抱えうることになる。

おわりに

　骨髄バンクや血液バンクは、骨髄移植や輸血を必要とする患者の生死に関わる。それでも骨髄液や血液の提供に報酬が支払われないのは、貧困者の身体と尊厳を守るためである。売血や臓器売買を認めれば何が起こるのか、人間の社会は経験上知っている。一方、精子提供・代理出産・卵子提供は、依頼者が子孫を残せるか否かで、患者の生死に関わらない。それなのに報酬と引き換えに貧困者の身体と尊厳が脅かされているのはどういうことか。では、善意による無償提供なら、骨髄バンクや血液バンクのように許されるのだろうか。

　生殖補助医療の倫理的ハードルが高く設定されるのは、医療の出発点が「子どもがほしい」という願望であり、その医学的な緊急性が高くないからである。このハードルを越えるために、患者の生命を救う医療と新たな生命を誕生させる医療が、同じ価値をもつかのように同列に語られることがある。そうであれば、生命倫理の原則に立つ医療は、その「生命」すなわち「生まれてくる子ども」にとって最善である義務を負うのではないか。

　第三者が関わる生殖補助医療においては、これまで誰が親であるかということが法廷で争われ、社会を巻き込んだ議論がなされてきた。生まれた子どもを探す提供者もいれば、生まれた子どもを愛した出産女性もいたが、依頼者が親権を得た後は、そうした人びとは人格として存在しないかのように、新しい家族が閉鎖的に形成されてきた。しかし、何人もの人間がその子どもを生み出すことに関わった以上、誰が親か、「親」とは何なのかは、その子ども自身が考えて決めることでもあろう。

　生殖補助医療の「匿名性」を廃止して、精子・胚・卵子の提供者、妊娠・出産した女性、誕生に関わった者の全員が、子どもの成長を喜び、子どもの存在を祝福する言葉を伝えることができれば、当事者たちの人間としての尊厳は回復するのではないだろうか。数多くの批判や倫理的問題を抱える生殖補助医療が肯定されるためには、生まれてくる子ども自身が出自を誇りに思い、自己を

肯定できるような人間的な営みでなければならない。実際、そのような取り組みが各国で少しずつ始まっている。

参考文献

石原理『生殖医療の衝撃』講談社 2016 年。
上杉富之『現代生殖医療──社会科学からのアプローチ』世界思想社 2005 年。
小門穂『フランスの生命倫理法──生殖医療の用いられ方』ナカニシヤ出版 2015 年。
菅沼信彦・盛永審一郎 責任編集『生殖医療』（シリーズ生命倫理学 第 6 巻）丸善出版 2012 年。
柘植あづみ『生殖技術──不妊治療と再生医療は社会に何をもたらすか』みすず書房 2012 年。
柘植あづみ『生殖技術と親になること──不妊治療と出生前検査がもたらす葛藤』みすず書房 2022 年。
非配偶者間人工授精で生まれた人の自助グループ・長沖暁子編著『AID で生まれるということ──精子提供で生まれた子どもたちの声』萬書房 2014 年。
日比野由利『ルポ　生殖ビジネス──世界で「出産」はどう商品化されているか』朝日新聞出版 2015 年。
ケン・ダニエルズ（仙波由加里 訳）『家族をつくる──提供精子を使った人工授精で子どもを持った人たち』人間と歴史社 2010 年。
デボラ・L・スパー（椎野淳 訳）『ベビー・ビジネス──生命を売買する新市場の実態』ランダムハウス講談社 2006 年。

第9章　人工妊娠中絶・出生前診断・着床前診断

川﨑　優

はじめに

　本章では、人工妊娠中絶・出生前診断・着床前診断について扱う。これらがどのような医療行為であるか、主に国内でどのように規制されているか、倫理面についてこれまでどのような議論が展開されてきたのかについて見ていく。

1. 人工妊娠中絶

　人工妊娠中絶（以下、「中絶」）とは、意図的に妊娠を終了させる医療行為である。妊娠初期の中絶は、子宮内の内容物を器具でかき出す方法や吸引する方法で実施される。妊娠12週以降の中期中絶では、陣痛促進剤を用いて、通常の分娩と同様の方法で胎児を母体外に排出させる方法がとられる（なお中期中絶の場合、死産届の提出、火葬、納骨などが必要となる）。また、海外では初期中絶に経口中絶薬を使用する方法も一般的である。日本では、2023年に初めて厚生労働省が経口中絶薬を承認したばかりである。

（1）中絶をめぐる国内の規制状況

　日本では中絶はどのように規制されているのか。中絶に関連する法律には、刑法と母体保護法がある。基本的に刑法では、中絶は「堕胎罪」にあたる（刑法212条〜216条）。しかし、実際のところほとんどの中絶は犯罪にならず、

現に厚生労働省の報告によると2022年度にも約12万件の中絶が実施されている。なぜなら、母体保護法の示す条件を満たした中絶は、容認されるからである。

母体保護法では、①「妊娠の継続又は分娩が身体的又は経済的理由により母体の健康を著しく害するおそれのあるもの」（同法14条1項1号）、あるいは、「暴行若しくは脅迫によって又は抵抗若しくは拒絶することのできない間に姦淫されて妊娠したもの」（同法14条1項2号）については、②医師会が指定する医師が（同法14条1項）、③胎児が母体外では生存できない時期に（同法2条2項）、④本人と配偶者の同意を得たうえで（同法14条1項）、中絶を実施することが認められている。

2024年現在、胎児の母体外での生存が困難なのは「妊娠22週未満」までだとされており、「妊娠21週6日まで」中絶が可能である。なお今後医療のさらなる進歩により、より早い時期でも胎児が母体外で生きられるようになれば、中絶が可能な期限もさらに早まる可能性もある。

このように日本では、条件付きでの中絶が認められているが、中絶への対応は国によってさまざまである。イタリアやフランスのように、妊娠初期の中絶については理由を問わずに認める国もある。また少数派ではあるが、中南米のエルサルバドルやニカラグアのように、中絶を完全に禁止する国もある。

(2) 中絶の道徳的是非をめぐる議論

仮に中絶が法的に認められるとしても、それは中絶の倫理的な問題が完全に解決されたことを意味するわけではない。ここでは、中絶の道徳的是非をめぐってこれまで展開されてきた議論について見ていく。

1) パーソン論

一般的に、人を殺すことは道徳的に不正なことだと考えられる。では、中絶も同様に、道徳的に不正なことだといえるだろうか。中絶反対派の中には、胎児は受精の瞬間から人間である以上、中絶は人殺しと同じであるため、道徳的に不正であると考える立場がある。

一方で、中絶擁護派の中には、たしかに胎児は受精の瞬間から生物学的な意味での人間（ヒト）ではあるが、中絶の道徳的是非を考える上で重要なのは、胎児が道徳的な配慮の対象である「ひと（person）」であるか否かだと考える立場がある。このような考え方をパーソン論と呼ぶ。道徳的な配慮の対象となるということは、殺されてはならない存在として扱われることを意味する。パーソン論では、まだそのような配慮の対象となる「ひと」ではない段階の胎児を殺すこと、すなわち中絶をすることは道徳的に不正ではないと考えられる。

　では、「ひと」とはどのような存在か。例えば、パーソン論者のマイケル・トゥーリーの1972年の論文によると、「ひと」であることは、経験や心的状態の主体としてずっと生きていたいという欲求を持つ能力があることを前提とする。持続的な主体であるとはどういうことか理解し、かつ自分がそのような主体であると信じてこそ、その欲求は可能となる。したがって、心的状態の持続的主体としての自己意識を欠いた実体は、「ひと」ではない。胎児はこのような自己意識を欠いている以上、胎児を「ひと」と見なすことはできない。したがって、胎児はまだ「ひと」ではないため、中絶は道徳的に不正ではないと考えられる。

　また、同じくパーソン論者のメアリ・A・ウォレンは1973年の論文で、「ひと」の中心的な特徴として、①意識、とくに痛みを感じる能力、②推論能力、③自発的な活動、④コミュニケーション能力、⑤自己の概念と自己意識を持つことを挙げている。ウォレンによると、①〜⑤のいずれも満たさない存在は、「ひと」であるとはいえない。胎児はこれらの特徴をいずれも持たないため「ひと」であるとはいえず、それゆえ中絶は道徳的に不正ではないと論じられる。

　このようにしてパーソン論は中絶を擁護する議論を展開する。しかし、パーソン論にも難点がある。パーソン論に従うなら、胎児のみならず、重度の認知症や植物状態、脳死状態の人も、「ひと」であるための条件を満たさないと見なさざるを得ないという問題がある。

2) トムソンの議論とマーキスの議論

　パーソン論は中絶擁護論として魅力的である一方、難点も抱えている。中絶の道徳的是非について論じるアプローチは、パーソン論以外にもある。ここでは、別の論点から中絶の道徳的是非について論じた哲学者を2人紹介する。

　まず挙げられるのが、ジュディス・J・トムソンである。トムソンは1971年の論文で、「女性の身体の自己決定権」に注目することで、中絶の擁護を試みた。トムソンによると、たしかに胎児は生きる権利を持つが、ただ生きる権利を持っているだけでは、その母親の身体を利用する権利は保証されない。母親が自分の身体を利用する権利を与えない限り、胎児であろうとも母親の身体を利用する権利はない。したがって、母親が自分の身体を利用する権利を与えていない場合、中絶は道徳的に不正ではないと考えられる。

　ただしトムソンはどのような理由の中絶でも擁護していたわけではない。例えば、妊娠7か月でありながら海外旅行を延期するのが面倒だからという理由で中絶を希望するケースについては擁護せず、むしろ良識を欠いたケースとして見なしている。

　次に挙げられるのが、ドン・マーキスである。マーキスは1989年の論文で、そもそも人を殺すことが道徳的に不正であると考えられるのはなぜなのかという論点に焦点を当てた。マーキスによると、殺人が不正であるのは、ある人が殺されることによって、殺されなければ享受していたはずの「価値ある将来」が奪われるからである。そして、「価値ある将来」を持つのは、胎児も同じであるため、他に特段の理由がなければ、中絶は人殺しと同様に道徳的に不正であると論じられる。

(3) 配偶者の同意をめぐる議論

　中絶の倫理面で議論となるのは、中絶自体の道徳的是非だけではない。ここではその論点の1つとして、中絶に「配偶者の同意」も必要かという論点について扱う。

　母体保護法には、中絶に本人の同意だけではなく、配偶者の同意も求める規定がある。しかし、中絶には本当に配偶者の同意も必要なのか。中絶をする決

定は、妊娠中の女性だけではなく、その配偶者にとっても重要な決定であるため、両者が話し合い、納得の上で実行されるためにも配偶者の同意は必要かもしれない。

また、配偶者の同意を必要としない例外が認められることもある。配偶者がわからないときや妊娠後に配偶者が死去したときなどである。配偶者からの家庭内暴力が存在する事案において、配偶者の同意を得ずに行われた中絶は違法ではないと判断された事例もある。

一方で、配偶者の同意が得られなかったために、中絶の実施を医療機関から断られ、やむを得ず一人で出産したものの、どうすることもできずに生まれたばかりの子をそのまま放置して死亡させてしまった事例も存在する。また、本人の同意だけでは中絶が認められないこの現状が、真の意味で女性の自己決定権を尊重することができているのかは疑念が残る。

2024年10月、日本政府は、母体保護法から配偶者の同意を求める規定を撤廃するよう、国際連合の女性差別撤廃委員会から勧告を受けた。ひょっとしたらこの規定が撤廃される将来もそう遠くないかもしれない。今後の動向に注目したいところである。

2．出生前診断

出生前診断とは、母体の血液や羊水などを検査することによって、胎児の状態を診断するものである。これにより、胎児の異常の有無や発育、性別などを知ることができる。

出生前診断によってあらゆる異常を見つけることができるわけではないが、それでも診断により異常なしと判定された場合、安心して出産に臨むことができるだろう。対して、胎児に何らかの異常が見つかった場合は、適切な分娩方法を選択したり、出産や今後の子育てに向けた心の準備ができたりする一方で、このまま妊娠を継続するか、中絶をするかの判断材料とすることもできる。なお胎児の異常を理由とした中絶を「選択的中絶」という。

（1）出生前診断のための検査

　出生前診断を行うための検査には、それぞれさまざまな特徴がある。ここではまず、羊水検査、絨毛(じゅうもう)検査、超音波検査、母体血清マーカー検査を取り上げる。

　出生前検査には、診断の確定を目的とする確定的な検査と、罹患リスクの推定を目的とする非確定的な検査がある。羊水検査や絨毛検査は、確定的な検査として利用される。ただし、これらの検査は、羊水や絨毛（胎盤の組織の一部）を採取するために母体の腹部に針を刺す必要がある侵襲的な検査であり、それゆえ流産リスクをともなうという特徴がある。医学の進歩にともない、流産リスクは低下しているものの、そのリスクはゼロになったとはいえない。

　このようなリスクを回避できる出生前検査として、超音波検査や母体血清マーカー検査が挙げられる。超音波検査は画像を、母体血清マーカー検査は母体の血液を検査するため、羊水検査や絨毛検査のような侵襲的な処置をともなわない。一方で、超音波検査や母体血清マーカー検査は確定的な検査ではなく、あくまで罹患リスクの推定を目的とする検査であり、診断を確定させるためには、その後羊水検査などを受ける必要がある。

　以上のように、上記の検査は、確定的だが侵襲的な検査か、非侵襲的だが非確定的な検査のいずれかであり、「診断の確定性」と「侵襲性」の面で一長一短あるといえるだろう。

　こうした状況下で、2013年に臨床研究として国内で導入された「非侵襲性出生前遺伝学的検査（Non-Invasive Prenatal genetic Testing：NIPT）」には、大きな注目が集まった。NIPTは、母体の血液中に含まれる胎児由来のDNAを解析して染色体異常を調べる検査で、13トリソミー（パトウ症候群）、18トリソミー（エドワーズ症候群）、21トリソミー（ダウン症候群）が検査対象となる。

　NIPTの精度は、感度99％と、従来の非確定的検査と比べて非常に高いことで大きな注目を集めた。NIPTの魅力は、その精度の高さに加え、非侵襲性、診断可能な時期の早さだといえるだろう。NIPTは、母体血清マーカー検査と同様に、母体の血液を対象とする非侵襲的な検査であり、流産リスクがな

い。さらに、母体血清マーカー検査や羊水検査が妊娠15週頃から実施可能であるのに対して、NIPTは妊娠10週ごろとより早い時期から検査が可能である。

　しかし、NIPTにも注意したい点がある。NIPTも「診断の確定性」の課題を完全には克服できていないのである。NIPTで陰性の結果が出た場合には、それだけで診断を確定させることができるが、その一方で陽性の結果が出た場合は、それは非確定的である。したがって、NIPT陽性の場合は結局のところ羊水検査などを受ける必要があるため、流産リスクが生じる点や、限られた時間で妊娠の継続の有無について判断しなければならない点には注意が必要である。

(2) 出生前診断をめぐる国内の規制状況

　現在の日本では、出生前診断を規制する法律はないが、学会の出す指針に基づいた自主規制の下で、出生前診断は実施されている。2022年以降、日本医学会の出した「NIPT等の出生前検査に関する情報提供及び施設（医療機関・検査分析機関）認証の指針」に基づいた運用がなされている。

　指針によると、検査を希望する妊婦のうち、次のいずれかに該当する者が検査の対象となる。すなわち、①高年齢の妊婦、②超音波検査や母体血清マーカー検査で、胎児が染色体数的異常を持つ可能性が示された妊婦、③染色体数的異常を持つ子どもを妊娠したことがある妊婦、④両親のいずれかが均衡型ロバートソン転座を有していて、胎児が13トリソミーまたは21トリソミーとなる可能性が示された妊婦である。

　つまり、検査の希望者のうち、何らかの理由で遺伝性疾患のある子どもが生まれる可能性が高いと見なされる人だけが検査を受けられるのが日本の現状であり、検査を希望する人全員に、検査を受ける自由が保障されているわけではない。

　ここで注意したいのが、これはあくまで一学会の出す指針であって、法律ではないという点である。指針では、日本医学会が認証した医療機関でNIPTを実施することが求められているが、指針は法律ほど強制力のあるものではないため、実際には認証を受けていないにもかかわらずNIPTを提供する医療

機関が複数報告されている。

　認証施設では、夫婦が安心してNIPTを受けることができるように遺伝カウンセリングが行われる。遺伝カウンセリングとは、「クライエント（依頼者である患者や家族）のニーズに対応する遺伝学的情報等を提供し、クライエントがそれらを十分に理解した上で自らによる意志決定ができるように援助する行為」である。提供されるべき情報には、遺伝性疾患の医学的情報や検査内容だけではなく、障害のある子どもを産み育てる際に利用可能な社会的支援体制に関する情報や、倫理的側面に関する情報も含まれる。

　しかしながら、非認証施設の中には遺伝カウンセリングの実施が不十分な施設も少なくない。非認証施設で陽性の結果だけ伝えられて困惑した夫婦が、後に認証施設を受診するなどのケースも報告されている。

(3) 選択的中絶と母体保護法

　ここで、本章の序盤で扱った母体保護法を思い出してほしい。母体保護法で容認されている中絶は、身体的理由や経済的理由により妊娠出産が母体の健康を著しく損なう場合や、暴力などをともなう妊娠の場合であった。つまり、母体保護法には、胎児の異常を理由とした中絶（選択的中絶）を容認する要件であるいわゆる「胎児条項」が定められていないのである。

　胎児条項を導入するかどうかは、1996年に優生保護法から母体保護法に改正されるタイミングで議論となったポイントの1つである。最終的に胎児条項は導入されなかったものの、「経済的理由」の拡大解釈によって、選択的中絶は事実上容認され、実施されている。

　こうした法律と現実の乖離（かいり）にどのように対処すべきだろうか。選択的中絶への需要を考慮して、母体保護法に胎児条項を加えて選択的中絶を法的に容認するべきか。それとも、やはり胎児条項は加えずに、選択的中絶を現実的にも認めない方針でいくのか、あるいは現状のまま経済的理由の拡大解釈をする方針をとるのか、さらなる議論の余地があるだろう。

(4) 選択的中絶の道徳的是非をめぐる議論

　ここまで浮かび上がってきた出生前診断の問題について、もう少し深く考えてみよう。どのような理由の中絶であれ道徳的に不正であると考える立場の人であれば、選択的中絶についても道徳的に不正だと考えるだろう。一方で、中絶擁護派の中には、選択的中絶を擁護する人もいれば、反対する人もいる。仮に中絶そのものを認めるとしても、胎児の異常を理由とした中絶を認めるかどうかは意見の分かれるところである。

　では、選択的中絶の道徳的是非をめぐる議論として、どのような議論があるだろうか。まず反対派の意見を2つ紹介する。1つ目は、選択的中絶と「障害者差別」の関連性に注目するものである。この立場では、選択的中絶の実施は、現在障害を持って生きている人びとを傷つける差別的なメッセージの表れであるという点で問題があると考えられる。

　2つ目は、子どもを受け入れる態度の善さに注目するものである。この立場では、選択的中絶は、子どもを無条件に受け入れる態度に反するという点で、道徳的に不正だと考えられる。この立場では、「障害のある子どもはほしくない」という価値観だけではなく、「青い目の子どもがほしい」「優秀な子どもがほしい」といった特定の特徴を持つ子どもへの願望を反映した条件つきの態度につながりかねない点が問題視される。

　次に、擁護派の意見を紹介する。擁護派の意見としては、女性の自己決定権に注目するものがある。女性には、自分の身体や今後のライフプランについて自分で決める権利があるとするならば、障害のある子どもを出産し、育てていくことが、自分の生活やキャリアなどにどのような影響を与えるのかなど、さまざまな事項を考慮したうえで中絶をするか最終的に決めるのは、女性自身であるべきだと考えられるだろう。この見解に立てば、NIPTを受ける自由を制限する日本の在り方には問題があるといえるかもしれない。

　また、障害が親となる女性にもたらす影響ではなく、生まれる子ども自身にもたらす影響に注目する意見もある。障害が子どもの幸福にもたらす影響を十分に考慮したうえで、「生まれないほうがその子のためになる」と判断する親は、むしろ道徳的に良い判断をしているといえるかもしれない。

ただしこの判断が障害への誤解に基づいてなされることがないよう注意が必要である。障害とともに生きる人生とはどのようなものであるかについて、障害者と健常者の間でその評価にギャップが生じる場合があることや、障害という一側面だけを見てその人の生全体を判断する難しさがあることも考慮に入れる必要がある。

出生前診断により胎児の異常が判明した場合、その子どもが障害とともに人生を歩むならどのような人生を送ることになるのかについて、遺伝カウンセリングや自らの情報収集を通じて正しい情報を入手し、熟考したうえで、夫婦やその子どもにとってよりよい選択をすることが望ましく、そのための環境づくりや教育が求められる。

3．着床前診断

着床前診断とは、体外受精によって作製された受精卵が4～8細胞期の胚（はい）となった段階で、その一部を採取して染色体や遺伝子の検査を行い、異常の有無などを診断するものである。出生前診断は、胎児を対象とするのに対し、着床前診断は胚を対象とするという違いがある。また、国内ではまだ研究の段階だが、胚の培養液や胞胚腔液（ほうはいこう）を用いた、非侵襲的な着床前診断の方法もある。

（1）着床前診断をめぐる国内の規制状況

日本では、着床前診断を規制する法律はない。着床前診断は、日本産科婦人科学会の自主規制の下で実施されている。国内で臨床研究として着床前診断が始動した1998年の頃は、重篤な遺伝性疾患のみが着床前診断の対象とされていたが、2006年から、夫婦のいずれかの染色体異常が原因で繰り返す流産についても対象となった。

以下では、着床前診断の実施に関連して現在学会から出されている2つの見解について見ていく。

1つ目は、「不妊症および不育症を対象とした着床前遺伝学的検査に関する見解」である。本見解によると、不妊症と不育症を対象とした検査には、着床

前胚染色体異数性検査（PGT-A）と着床前胚染色体構造異常検査（PGT-SR）が用いられる。PGT-AやPGT-SRによって、胚の染色体の数や構造を調べ、異常のない胚を子宮に移植することで、妊娠が困難な人や妊娠しても流産を繰り返してしまう人びとが子どもを授かる可能性を高めることが目指される。

　2つ目は、「重篤な遺伝性疾患を対象とした着床前遺伝学的検査（PGT-M）に関する見解」である。PGT-Mによって、胚の染色体や遺伝子を調べ、異常のない胚を子宮に移植することで、重篤な遺伝性疾患を持つ子どもが生まれる可能性を下げることが目指される。

　「重篤な遺伝性疾患」の「重篤性」は、以下のように定義される。すなわち、「原則、成人に達する以前に日常生活を強く損なう症状が出現したり、生存が危ぶまれる状況になり、現時点でそれを回避するために有効な治療法がないか、あるいは高度かつ侵襲度の高い治療を行う必要がある状態」である。

　この定義が採用されたのは、2022年からである。以前は「成人に達する以前に日常生活を著しく損なう状態が出現したり、生命の生存が危ぶまれる状況になる状態」という定義であった。医学の進歩や社会状況の変化を受けて「重篤性」の定義が改定されたことにより、PGT-Mの対象となる遺伝性疾患の範囲が広がった。例えば、「成人に達する以前に」から「原則、成人に達する以前に」へと改定されたことで、成人以降に発症する可能性のある疾患についても、PGT-Mの対象となる余地が生まれた。このように定義が改定されたことで、より多くの人びとがPGT-Mを利用できる可能性が広がった。

　なお、適応となる重篤な遺伝性疾患名のリストは存在しない。これは「特定の遺伝特性を有する胚を排除するという社会的な認識を促進する危険性」を考慮してのことである。PGT-Mを希望する夫婦ごとに審査が行われるが、そこではどのような疾患であるかのみならず、その他のさまざまな事項を考慮したうえで適応が判断されるため、同一の疾患であっても審査結果が異なることが学会により示されている。

(2) 着床前診断をめぐる倫理的問題

　着床前診断は、自然な仕方で子どもを授かることが困難な夫婦や、以前なら遺伝性疾患を理由に子どもを持たない選択をしていたかもしれない夫婦に希望をもたらす。例えば、自身が抱える遺伝性疾患を子どもには受け継がせたくない、自分と同じ大変さを経験させたくないという思いで、着床前診断の利用を望む人もいるだろう。しかし、着床前診断にも倫理的な問題があることが指摘されている。

　まず、着床前診断によって何らかの異常が判明した多くの場合、胚の廃棄をともなうことが挙げられる。確かに、着床前診断は、出生前診断とは違い、女性の身体的・心理的負担をともなう中絶を回避できる点が魅力だといえるかもしれない。より初期の中絶であればあるほど負担が軽減するように、さらに初期の段階である胚の時点で選択を行うことでその負担をいっそう減らすことができるだろう。それでも、仮に受精の瞬間から命が始まると考えるならば、やはり胚の廃棄についても、中絶と同様に、命の破壊を意味するといえるのではないだろうか。

　また、重篤な遺伝性疾患の有無に基づいた胚の選択は、「命の選別」であるという意見もある。出生前診断と同様に、生まれてくる命が特定の遺伝特性を持つかどうかで、生まれてもよい命か否かを選ぶ行為の根底には、優生学的な思想が潜んでいることもあるだろう。

(3) 救世主きょうだい

　さらなる問題として、着床前診断をどのような目的で利用するかという問題がある。着床前診断が利用される目的は、不妊症や不育症の夫婦が子どもを授かる確率の向上や、重篤な遺伝性疾患を持つ子どもの出生防止のみではない。例えば、日本では認められていないが、国によっては、ドナーとしての適合性のある胚か診断するために着床前診断が利用されることもある。骨髄移植等のドナー適合性を調べることで、兄姉の病気の治療のためにドナーとなる弟妹を誕生させることが可能となる。病気の兄姉にとってはまさに救世主となる弟妹は、「救世主きょうだい」「ドナー・ベビー」と呼ばれる。

報告されている限りでは、2000年のアメリカ（コロラド州）におけるナッシュ事例が、着床前診断と胚選択による救世主きょうだいの世界初の事例である。この事例では、ファンコニ貧血という遺伝性疾患を抱える子どもの治療が目的とされていた。着床前診断によってドナーとしての適合性が高いことが判明した胚を、子宮へ移植することで第二子を出産し、その出生時に得られた臍帯血が第一子に移植された。

　ファンコニ貧血の治療に適したドナーが非血縁者から見つかる確率は非常に低いが、きょうだい間であれば4分の1の確率で見つかる。この事実を考慮すると、病気の子どもを救うためには、非血縁者の中からドナーを探すよりも、適合性の高いきょうだいをつくり、ドナーになってもらう方が合理的であるといえるかもしれない。一方で、「病気の子どもを救う」という目的を達成するための「手段」や「道具」として、救世主きょうだいを扱っているという点で、道徳的に問題があるという意見もあるだろう。

おわりに

　本章で紹介した倫理面の議論に関してはある程度普遍性のあるものであり、トゥーリーやトムソンの議論のような1970年代の議論に立ち返ることで得られるものも多い。一方で、中絶や出生前診断、着床前診断の規制状況は今後も時代とともに変容し、その実施に用いられる技術もさらに進歩することや、その変化にともない新たな倫理的問題が生じることも予測される。本章を足がかりにしつつ、新しい情報に常にアンテナを張り続けることが望ましいだろう。

参考文献

江口聡 編・監訳『妊娠中絶の生命倫理——哲学者たちは何を議論したか』勁草書房 2011年。
葛生栄二郎・河見誠・伊佐智子『いのちの法と倫理〔新版〕』法律文化社 2023年。
霜田求「『救いの弟妹』か『スペア部品』か——『ドナー・ベビー』の倫理学的考察」『医療・生命と倫理社会』第8号 2009年 pp.17-27。
霜田求『テキストブック生命倫理〔第2版〕』法律文化社 2022年。

塚原久美『日本の中絶』筑摩書房 2022 年。
日本医学会出生前検査認証制度等運営委員会「NIPT 等の出生前検査に関する情報提供及び施設（医療機関・検査分析機関）認証の指針」(https://jams-prenatal.jp/file/2_2.pdf) 2022 年。
日本遺伝カウンセリング学会「出生前遺伝カウンセリングに関する提言」(http://www.jsgc.jp/files/pdf/teigen_20160404.pdf) 2016 年。
日本産科婦人科学会「重篤な遺伝性疾患を対象とした着床前遺伝学的検査（PGT-M）に関する見解」(https://fa.kyorin.co.jp/jsog/readPDF.php?file=76/8/076080771.pdf) 2024 年。
日本産科婦人科学会「不妊症および不育症を対象とした着床前遺伝学的検査に関する見解」(https://fa.kyorin.co.jp/jsog/readPDF.php?file=76/8/076080771.pdf) 2024 年。
伏木信次・樫則章・霜田求 編『生命倫理と医療倫理〔第 4 版〕』金芳堂 2020 年。
Parens, E. and Asch, A. "Disability Rights Critique of Prenatal Genetic Testing: Reflections and Recommendations" *Mental Retardation and Developmental Disabilities Research Reviews* 9（1）2003 pp. 40-47.

第10章　先端医療

三重野　雄太郎

はじめに

　生命科学技術は、日進月歩で、ひと昔前には考えられなかったような事柄が、今日では可能となっている。本章では、最先端の生命科学技術として非常に注目されている、再生医療、ゲノム編集、ミトコンドリア置換について扱う。いずれも、私たちの暮らしに大きなメリットをもたらしうるもので、画期的な成果が期待されている。他方で、これらは、さまざまな倫理的問題を抱えており、その活用がどこまで認められて良いか、社会全体で議論していく必要がある。

　以下、再生医療、ゲノム編集、ミトコンドリア置換がどのような技術で、どのような安全面・倫理面の問題があるのか、どのような論点を議論していく必要があるのか、について解説していく。

1. 再生医療

(1) 再生医療とは

　再生医療とは、病気やけがなどで機能を失った身体の組織や臓器に、正常な細胞や組織、臓器を移植することで機能を回復させる治療方法である。ヒトの受精卵（以下、たんに「受精卵」という。）は、細胞分裂を繰り返すことで、あらゆる組織や臓器などを作りだし、人体を完成させる。このように、細胞が

特定の機能を持つ細胞に変化し、組織や臓器を構成する細胞になっていくことを分化といい、あらゆる細胞に分化でき、1つの個体を形成できる細胞の能力を全能性という。

再生医療には、幹細胞と呼ばれる細胞が用いられるが、「ヒト幹細胞を用いる臨床研究に関する指針」では、ヒト幹細胞とは、「自己複製能（自分と同じ能力を持った細胞を複製する能力をいう）及び多分化能（異なる系列の細胞に分化する能力をいう）を有するヒト細胞」であると定義されている。その中でも、ES細胞（胚性幹細胞）、iPS細胞（人工多能性幹細胞）は、ほぼあらゆる人体組織になっていくことができ、「万能細胞」と呼ばれている（【図5】参照）。

日本では、「医薬品、医療機器等の品質、有効性及び安全性の確保等に関する法律」（通称：薬機法）において、「再生医療等製品」の製造・販売には、厚生労働省（以下、「厚労省」という）の承認が必要とされている。この承認を得られ、健康保険の適用対象とされている再生医療等製品は2024年9月30日時点で20種類ある。それ以外は、「再生医療等の安全性の確保等に関する法律」（通称：再生医療法）による規制の下で、臨床研究や、自由診療としての再生医療の提供がなされている。

このような法規制の下で、体性幹細胞（人体から採取した幹細胞やそれが細胞分裂してできた幹細胞）を用いた再生医療は、すでに多く行われている。例えば、重症な火傷やあざについて、幹細胞から作られた培養皮膚シートで処置をする、心不全の患者に幹細胞から作られた心筋シートを移植する、といった治療がなされている。美容整形の分野では、脂肪から採取した幹細胞を増殖させ、点滴で体内に戻すことで、肌老化や薄毛の改善を目指すものもある。しか

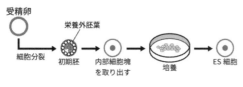

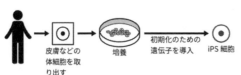

【図5】　ES細胞・iPS細胞の作り方

し、以下に述べるような安全面・倫理面での問題がある。

(2) 安全面の問題

ES 細胞や iPS 細胞は、細胞ががん化してしまうリスクがあるなど、安全面での懸念がある。これまでも、再生医療の提供が原因と考えられる感染症発生や死亡例も少なからず知られている。例えば、再生医療法制定の契機となったいわゆる「京都ベテスダ・クリニック事件」は、2010 年に医療ツーリズム（自国で認められていない医療を外国に行って受けること）で来日した外国人患者が死亡した事例である。さらに、同法制定後も死亡事例が報告されており、また、2024 年 10 月には、再生医療提供で感染症を発生させたクリニックに対し、厚労省が提供を一時停止するよう緊急命令を発する事例も生じた。

上述のように、日本では、2014 年（施行年）より上記のような法規制がなされているが、再生医療法では、安全性・有効性について十分な科学的証明のない治療が禁止されているわけではない。そのため、同法に定める手続に則って行われた治療の中にも安全性・有効性が疑わしいものもある可能性が指摘されている。また、同法では、有害事象（再生医療等の提供に起因するものと疑われる疾病、障害若しくは死亡又は感染症に関する事項で、厚労省令で規定されているもの）が生じた場合、厚労省への報告が義務づけられている（18 条）が、報告されていないケースが一定程度あると言われている。

なお、ES 細胞については、細胞を採取する受精卵と患者の DNA が異なるため、拒絶反応の可能性がある。この点、体性幹細胞や iPS 細胞は、患者本人から採取されるため、拒絶反応を回避できる。

(3) 倫理面の問題

1) 受精卵の破壊をともなう点

ES 細胞は受精卵から採取されるため、受精卵を破壊することになる。しかし、受精卵も、母胎に移植され、順調に育てば、胎児、そして最終的には私たちと同じように一人の人間へと成長していくものである。総合科学技術会議による報告書「ヒト胚の取り扱いに関する基本的考え方」（2004 年）において

も、ヒト受精胚は「『人』そのものではないとしても『人の生命の萌芽』であり、『人の尊厳』という社会の基本的価値の維持のためにとくに尊重されるべき存在」であると位置づけられている。

なお、iPS 細胞は、ヒトの血液や皮膚から採取されるため、この問題を回避できるとされる。しかしながら、iPS 細胞に関する研究においては、ES 細胞との比較が必要となることなどから iPS 細胞研究が受精卵の破壊を助長することになる、という指摘もある。

2）クローン ES 細胞の問題

上述のように、ES 細胞には拒絶反応のリスクがあるが、これを回避できるのがクローン ES 細胞である。これは、提供された卵子から核を取り除き、患者から採取された細胞の核を卵子に移植してできた胚（クローン胚という）から採取される ES 細胞である。これは、受精卵の破壊をともなう点のみならず、クローン人間を「作る」ことにつながりかねない点でも問題がある。

なお、クローン技術により作られる受精卵の扱いについては、「ヒトに関するクローン技術等の規制に関する法律」とそれに基づく「特定胚の取扱いに関する指針」（通称：特定胚指針）で規制されている。人クローン胚の作製は、同指針において、他に治療法のない難病等に関する再生医療研究に限って認められているが、母胎への移植は、同法で犯罪とされている。

3）キメラ動物の問題

特定の臓器が欠損するようにゲノム編集を施した動物の受精卵に、ヒトの ES 細胞や iPS 細胞を移植することで、ヒトと動物の細胞が混ざった生物を誕生させることも可能となる。このような動物をキメラ動物という。キメラ動物の体内で人間の臓器を作ることも可能とされ、臓器移植のための臓器不足の解消や、病気発症のメカニズムを探る研究、医薬品開発のための治験などでの活用が考えられる。しかし、動物にこのような扱いをして良いのか、という動物倫理上の問題以外にも、以下のような問題がある。

まず、ヒト化した動物が誕生しうるという問題である。ヒトの細胞から構成される脳を持った動物、ヒトのような容姿の動物が実際に誕生して生存することとなった場合、何が起こるであろうか。そうした生物をヒトとして扱うの

か、動物として扱うのか、あるいはいずれでもない第3のカテゴリーに分類するのか、などといった問題が生じ、混乱が生じるであろう。これに連動して、キメラ動物に人権を認めるのか、実験利用が許されるのか、などといった点も問題となる。また、人間の尊厳が害される、種の境界が不明確になる、といった問題も指摘される。もっとも、これに対しては、そもそも「人間の尊厳」や「ヒトという種」といった概念の内実を明らかにしなければ議論ができないという反応は想定される。また、そもそも、「ヒトという種」のあり方なるものが明確化されたとしても、なぜそれを守らなければならないのか、という疑問も生じうる。

　動物の受精卵にヒトの幹細胞を移植した受精卵の作製は、特定胚指針において、当初は、移植用臓器作製のための基礎研究に限り、作製と一定期間までの培養が認められていた。しかし、2019年の同指針改正で、目的の制限は撤廃され、また、動物の母胎に移植して個体を誕生させることも可能となった。

4）脳オルガノイドの問題

　ES細胞やiPS細胞から作られた臓器のようなものをオルガノイド、脳のようなものを脳オルガノイドという。すでに、脳のさまざまな部位のヒト脳オルガノイドが作製されており、なお課題はあるものの、それを克服するための研究が進められている。アメリカでは、脳オルガノイドからバイオコンピュータ（「オルガノイドインテリジェンス（OI）」と呼ばれる）を作る研究も進められており、実現すれば、AIを凌駕する性能を発揮するものと期待されている。

　脳オルガノイドは、脳や神経の発生過程を解明する研究や、アルツハイマーなどの脳神経疾患の研究での活用が期待される。他方、脳オルガノイドが意識や感覚を持つ可能性があるのか、研究利用して良いのか、などといった問題がある。

5）エンブリオイドや配偶子作製の問題

　ES細胞やiPS細胞から作られたヒト受精卵のようなものをエンブリオイドという。また、ES細胞やiPS細胞から配偶子（精子・卵子）を作ることも可能とされている。これらは、研究での活用が期待されている。とりわけ、上述のように、日本においては、受精卵は「人の生命の萌芽」とされており、研究

利用には制約がある。そのため、受精卵の代わりにエンブリオイドを研究に活用できることが利点とされる。

また、作製されたエンブリオイドや配偶子で子どもを誕生させることも考えられうる。これにより、不妊のカップル、同性カップル、独身者が子どもを持つ可能性を開くことができ、また、死後生殖での活用も考えられる。

しかし、そもそもエンブリオイドや配偶子を人の手で「作る」ことが許されるのかという倫理的問題があり、もし作られた場合は、どのような取り扱いがなされるべきか、も問題になる。そもそも、エンブリオイドであるからといって、(無制約に)研究に活用して良いのか否かについても議論が必要である。

さらに、生殖利用については、生まれてくる子どもの安全性への懸念や、そもそも生殖に人の手が介入して良いのかという問題が考えられる。また、例えば、あるカップルの受精卵から採取したES細胞で精子を作り、別のカップルの受精卵から卵子を作ってこれらを受精させて子どもを誕生させるといった場合を考えてみよう。まず、こうして生まれた子どもの親は、誰なのだろうか？2組のカップルが親だとすれば、4人の遺伝上の親がいることになる。もし2組のカップルは祖父母で、ES細胞を採取した受精卵、あるいはそこから作られた配偶子を親と考えるのであれば、その子どもには遺伝的な親が存在しないことになる。

再生医療は、その進展が非常に期待されている分野ではあるが、ここで述べたような多くの問題があり、議論を進めていく必要がある。

2. ゲノム編集

第8章・第9章では、受精卵の取り扱いに関わるさまざまな生殖医療技術をめぐる倫理的問題を扱い、本章の前半では、受精卵の研究利用をめぐる問題を扱った。そして、本章の後半では、受精卵の遺伝子改変を行う技術をめぐる問題を解説していく。これらは、受精卵の遺伝的異常に対処する技術であるという点で、着床前診断(第9章参照)と共通しており、同様の倫理的問題が指摘されている。第9章も一読した上で、本章を読んでいただくと理解が深まる

であろう。なお、ゲノム編集に関しては、体細胞の遺伝子改変は扱わず、基本的に、ヒトの受精卵に対するゲノム編集に限定して扱う。

(1) ゲノム編集とは

　ゲノム編集とは、DNAの塩基配列の特定の箇所を狙って、その部分の遺伝子を変更する技術である（DNAに関する生物学上の基本知識については、第13章で解説されているので参照されたい）。その具体的なメカニズムは、以下のとおりである。まず、DNAの塩基配列の特定の箇所を切断することのできる物質を使用して、塩基配列を切断する。そうすると、DNAは修復されるが、その際に修復ミスによる変異が生じ、遺伝子が破壊されることがある。また、切断した箇所に任意のDNA断片を挿入することもできる。このような遺伝子の破壊・修復機能を活用して、問題のある遺伝子を破壊したり、特定の性質を持つ遺伝子を挿入させたりする技術を総称してゲノム編集と呼んでいる。

　ゲノム編集の技術には何種類かあるが、現在、最も注目されているのが、CRISPR/Cas9と呼ばれる方法である。これは、2012年に、エマニュエル・シャルパンティエ博士とジェニファー・ダウドナ博士により開発された。従来の方法に比べて精度が高いうえに、簡便かつ低価格でできるという点で非常に画期的なものとされ、両氏は、2020年にノーベル化学賞を受賞した。

　ゲノム編集の活用が期待される場面としては、主に次の2つが想定されている。1つは、両親のいずれかが、遺伝性疾患の原因となる遺伝子を持っている場合に、それが子どもに遺伝して病気が発症する事態を予防する場合である。もう1つは、不妊治療への活用も考えられる。受精卵の染色体異常は、習慣流産・死産の原因となり、母体も危険にさらすことになりかねない。また、親が不妊の原因となる遺伝子を持っている場合、それが子どもに遺伝して、子どもも不妊になりうる。こうした事態を回避しつつ子どもを授かるには、精子・卵子提供（第8章参照）や特別養子縁組といった方法はあるが、自身と遺伝的つながりのある子どもを望むカップルにとっては選択肢とならない。精子・卵子・受精卵にゲノム編集を行って不妊の原因となる遺伝子を改変できれば、こうしたカップルにとってのニーズは大きそうである。

しかし、後述するように、デザイナーベビーを「作る」ためにゲノム編集が活用されることや、特定の病気の治療に活用されることが障害者差別につながってしまうことも考えられ、倫理面での問題も大きい。

なお、人間以外の生物へのゲノム編集も研究が進められている。例えば、アメリカでは、牛を安全に育てることができるように、ゲノム編集で角のない牛を誕生させる研究が進められている。その中で、存在するはずのないDNA分子を持った牛が誕生し、食品の安全性への懸念から殺処分された例もある。日本においても、筋肉の発達を抑制する遺伝子を破壊されたことで、可食部が多くなった鯛や、血圧上昇を抑えるGABAという成分を多く含むように改良されたトマトについて、すでに販売が承認されている。しかし、安全性への不安は、決して小さいものではない。

また、感染症を媒介する蚊を絶滅させるために、メスが生まれてこないようにゲノム編集を行う研究も行われている。これについても、生態系への影響について懸念されている。

上述のようなさまざまな問題が懸念される中、2015年には、中国の中山大学の研究チームが、ヒト受精卵の遺伝子改変を実施した結果を論文で発表した。1997年の「オビエド条約」や「ヒトゲノムと人権に関する世界宣言」において、ヒト受精卵や精子・卵子への遺伝的介入の禁止が明言されて以来、そうしたことは行ってはならないという国際的な了解があった。それにもかかわらずこのような事態となって、世界中から批判が相次ぐとともに、ゲノム編集の許容性や国際的なルール形成について世界規模で活発な議論がなされることとなった。さらに、2018年に、中国の研究者が、HIV感染への抵抗力を強めるようにゲノム編集を施した受精卵から子どもを誕生させたことで、さらに議論が加速していった。

(2) 日本における状況

日本では、ゲノム編集に関して、法律による規制はなされていないが、2002年に制定された「遺伝子治療等臨床研究に関する指針」において、ヒトの生殖細胞または胚の遺伝的改変を目的とした／もたらすおそれのある遺伝子治療等

臨床研究が禁止されてきた。しかし、2019年4月、「ヒト受精胚に遺伝情報改変技術を用いる研究に関する倫理指針」（通称：ゲノム編集指針）が制定され、生殖補助医療向上のための基礎研究に限り、余剰胚（生殖補助医療目的で作られたが、それに用いる予定のない受精卵）の遺伝子改変が認められた。

その後、2021年7月に同指針が改正され、遺伝性・先天性疾患研究においても受精卵の遺伝子改変が認められることとなった。また、同時に、「ヒト受精卵の作成を行う生殖補助医療研究に関する倫理指針」（2010年制定。通称：ART指針）も改正され、生殖補助医療に関する基礎研究においてゲノム編集を行う場合にも、あらたに受精卵を作成することが可能となった。

さらに、2024年2月には、ART指針が改正され、ゲノム編集技術を用いた遺伝性・先天性疾患研究を目的とした受精卵の作成が認められることとなった。なお、その際に、ART指針は「ヒト受精胚を作成して行う研究に関する倫理指針」（通称：新規胚研究指針）、ゲノム編集指針は「ヒト受精胚の提供を受けて行う遺伝情報改変技術等を用いる研究に関する倫理指針」（通称：提供胚研究指針）と名称変更された。

2024年11月、厚労省と文部科学省は、「厚生科学審議会科学技術部会ゲノム編集技術等を用いたヒト受精胚等の臨床利用のあり方に関する専門委員会」に対し、ゲノム編集がなされた受精卵や生殖細胞、そうした生殖細胞から生じる受精卵を人・動物の体内に移植する行為を犯罪とする法整備を行う方針案を示した。以前より法規制の必要性が指摘されていたが、具体的検討が始まっている。

(3) 安全面の問題

ゲノム編集をめぐる安全面・技術面の問題としては、以下のようなものがある。

第1に、目的とする遺伝子以外の場所で想定外の変更が生じる（これをオフ・ターゲットという）可能性がある。オフ・ターゲットが生じることで、細胞のがん化やさまざまな疾患につながるリスクが指摘されている。

第2に、モザイクと呼ばれる現象が生じるリスクがある。これは、ゲノム編

集がなされた受精卵に、遺伝子が変更された細胞とそうでない細胞が混在する状況をいう。モザイクについても、生まれてくる子どもの健康上の影響が想定される。

　第3に、遺伝子改変による有害な結果を完全に予測することは、現状困難である。遺伝子についてはまだ未解明の部分も多い。また、遺伝子に変異が生じた場合、ゲノム編集が原因か否かを明らかにするのはほとんど不可能である。そのため、現状、ゲノム編集の結果を完全に予測することはできず、安全面の懸念がなくなったと言える状況にはない。

　第4に、一度なされた遺伝子改変は、不可逆的で、現状では修復することができない。ゲノム編集を行った後に、オフ・ターゲットなどにより、生まれてくる子どもが疾病にかかったとしても、現在一般に行われているような治療などで対処するほかない。

　第5に、ゲノム編集によって改変された遺伝子は、将来世代にも遺伝していくことになる。すなわち、上述のような影響が、ゲノム編集を施された受精卵のみならず、その子孫へも生じる可能性がある。

(4) 倫理面の問題

　ゲノム編集については、受精卵の遺伝子を人の手で改変して良いのか、という倫理的問題がある。これに対する回答を導くには、以下のような点について考える必要がある。

1) 人間の尊厳

　ゲノム編集は、人間の尊厳を害すると言われる。しかし、そこでいう人間の尊厳の内実が明らかではない限り、ゲノム編集を禁止する根拠としては不十分であろう。

　例えば、もしも人間の尊厳＝遺伝子の不可侵と考えるのであれば、「遺伝子の人為的改変は人間の尊厳を害するから許されない」というのは、「遺伝子は不可侵のものだから、人の手によって変更されてはならない」という倫理規範を言い換えているだけにすぎず、なぜ遺伝子が不可侵のものなのかを説明したことにはならないように思われる。

また、もしも人間の尊厳を「人間という種の尊厳」、いわば人間という種としての在り方のように捉えるのであれば、「遺伝子が人為的に改変されることがない」ということがなぜ人間としてあるべき状態なのか、が問われることになろう。

　他の生命倫理上の問題においても、人間の尊厳が引合いに出されることはあるが、その内実を明確化することは非常に困難である。しかし、生命倫理の議論において無視することのできない概念でもある。

2) 命の選別

　遺伝性疾患など特定の性質を持つ受精卵にゲノム編集を行うことが、そのような性質を持つ人は生まれてきてはならないというメッセージになりかねないと考える立場がある。これがひいては、障害者差別や優生学（第1章参照）につながる可能性も懸念されている。こうした点は、出生前診断・着床前診断においても問題となっている。しかし、こうした考え方によると、がんの治療が行われることが、がん患者に対する差別になってしまうことになる、というような反論がなされる。また、現在の日本において、人工妊娠中絶（第9章参照）が実質自由化されていたり、重篤な遺伝病回避のための着床前診断が認められたりしている現状からすると、この論拠は、ゲノム編集を禁止する根拠としては不十分であると考える論者もいる。

3) 遺伝子の多様性

　ゲノム編集により、特定の遺伝子が改変されることが広く行われ、それが子孫にも遺伝していくと、そのような遺伝子を持つ人がいなくなってしまいかねない。このようにして遺伝子の多様性が損なわれてしまうと人間という種の存続も危うくなるとする考え方がある。他方、これは、着床前診断についても言えることである。着床前診断を行って特定の遺伝的性質を有する受精卵の胎内移植を回避することが広く、繰り返しなされていったら、やはりその遺伝的性質を有する人がいなくなってしまいかねない。もっとも、ゲノム編集については、遺伝子改変の結果が子孫に引き継がれるという点で、遺伝的多様性を害することへの寄与度は、両者で違いがあると考えられるかもしれない。

4）デザイナーベビー

　受精卵の段階でゲノム編集や着床前診断などを行うことで、親が望む外見や体力・知力・能力を備えた子どもを産むことも可能となっている。現に、アメリカでは、着床前診断を行って受精卵のIQを予測するサービスを提供している企業がある。例えば、自分は目が青い子どもがほしいから、ゲノム編集で青い目になる遺伝子を受精卵に挿入する、といったように、親が子どもの性質を操作することが許されるのだろうか？　子どもを持つ権利は誰にでもあるが、自分が望む性質を備えた子どもを持つことまで権利と言えるのだろうか？

　このように「優れている」／「望ましい」とされる性質を持つように操作などがなされたデザイナーベビーを誕生させることが一般的になってしまったら、これも優生学につながることになろう。

5）開かれた未来への権利

　例えば、仮に、ゲノム編集により、発達障害の原因遺伝子を破壊することが可能になったとしよう。これを行えば、発達障害を予防することができるかもしれない。しかし他方で、発達障害のような特性があることで才能を発揮する人もいる。原因遺伝子を操作することは、生まれてくる子どもから、そのような特性があることで才能を開花させる可能性を奪うことになるかもしれない。

　このように、遺伝子が他者の手で操作されることにより、生まれてくる子どもの将来の可能性を奪う事態も生じうる。ジョエル・ファインバーグは、子どもには、人生における将来の可能性をなるべくたくさん残しておくことができる権利、「開かれた未来への権利」があると述べている。遺伝子操作は、他者の意思決定によってこうした権利を害することになりかねない。

6）エンハンスメント

　ゲノム編集は、エンハンスメントのために使われる可能性もある。エンハンスメントとは、健康の回復や維持といった目的を超えて、人間の能力や性質の改善／増強を目指して、人間の心身に医学的に介入することをいう。スポーツにおける（薬物などによる）ドーピングもエンハンスメントの一例として捉えられうる。そもそも（遺伝子への介入によるものに限らず）エンハンスメントが倫理的に許されるのか、という点は、生命倫理学における重要論点の1つで

ある。

　また、遺伝性疾患の原因遺伝子の改変など、あくまでも「治療」の範囲内で行われるゲノム編集は、エンハンスメントにはならない、という見解もある。しかし、これに対しては、そもそも「正常」／「健康」な状態と「疾病」との境界線は必ずしも明確なものではなく、「治療」とエンハンスメントも明確に区別できるものではないという反論がある。

　さらに、例えば、子どもが将来スポーツマンとして成功することを願うカップルが、筋肉の成長を抑制する「ミオスタチン」という遺伝子を破壊するゲノム編集を受精卵に行うことで、子どもが将来筋骨隆々な体つきになることを目指す、といったようなことは許されるだろうか？　このように遺伝子への介入によって身体改造を目指す「遺伝子ドーピング」は、スポーツ界でも問題になっており、世界アンチ・ドーピング機関は、2004年よりこれを禁止している。他方で、筋肉細胞への注射などによる遺伝子ドーピングをやっているスポーツ選手もいると言われている。また、ドーピング検査を行うにしても究極のプライバシーである遺伝情報の検査が許されるのかという問題や、検査をしたとしても、ゲノム編集の場合は遺伝子改変なのか突然変異なのかの判別が困難である、などといった問題もある。

3．ミトコンドリア置換

（1）ミトコンドリア置換とは

　ヒトの全身の細胞内にあるミトコンドリアは、細胞が活動するエネルギーを生み出す役割を担っているが、そのはたらきが低下すると、当然細胞の活動も低下する。これが全身の臓器や筋肉、神経の細胞で起こることで、全身にさまざまな病的症状が生じる。具体例としては、脳卒中のような症状、心筋症、糖尿病などが挙げられ、筋、神経、心臓に重大な影響を及ぼすものや、致死的なものもある。こうした、ミトコンドリアの機能低下が原因で生じるさまざまな症状を総称して「ミトコンドリア病」と呼んでおり、指定難病になっている。

　ミトコンドリア病の発症は、薬物などが原因となる場合と、遺伝子の変異が

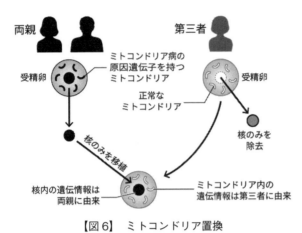

【図6】 ミトコンドリア置換

原因となる場合がある。母親に遺伝子の変異がある場合、それが子どもに遺伝して、子どもがミトコンドリア病を発症する場合がある（父親から遺伝することはないと言われている）。これを予防するために、第三者から異常のないミトコンドリアの提供を受ける方法が考えられる。他の手段としては、出生前診断・着床前診断も考えられうるが、着床前診断については、検査結果の精度に難点がある。

　ミトコンドリアの提供を受けて子どもを授かる技術としては、卵子（【図6】参照）または受精卵の核を換える技術（厳密には、これを「ミトコンドリア置換」という）と、第三者の卵子・受精卵の細胞質またはミトコンドリアを母親の卵子・受精卵に移植する方法（これを「細胞質移植」または「ミトコンドリア移植」という）がある。両者をまとめて、「ミトコンドリア提供」と呼ぶ場合もある。以下では、一般的に最もよく使われる「ミトコンドリア置換」という語を用いるが、その場合、前者に限定する趣旨ではない。あえて両者を区別する場合は、前者を「核置換術」、後者を「移植術」と呼ぶ。

(2) 海外の状況

　イギリスでは、2015年より、重篤なミトコンドリア病を予防する目的に限って、ミトコンドリア置換の臨床応用が法律上認められている。「受精・胚研究認可庁」という国の機関の承認を経て実施されるが、同庁の発表によると、2023年4月20日までに、「5人以下」（正確な数は公表しない方針だという）の子どもがこの技術で生まれているという。

また、翌年には、アメリカの医療グループが、メキシコにおいて、リー（Leigh）脳症予防目的でミトコンドリア置換を実施し、世界で初めて子どもを誕生させた。この他にもギリシャやウクライナなどでの実施例も報告されている。さらに、2022年には、オーストラリアにおいても法律で認められることとなった。

(3) 日本における状況

　日本では、従来は、移植術については、規制対象とされてこなかった。しかし、2019年にゲノム編集指針が制定されて以降、受精胚に対する移植術は同指針（名称変更後のものも含む）の対象とされている。卵子への移植術については、現状、指針など明確なルールはない。

　核置換術については、従来、特定胚指針において、「ヒト胚核移植胚」の作成は認められていなかった。しかし、2021年6月の同指針改正で、ミトコンドリア病研究を目的とした基礎研究に限り、ヒト胚核移植胚の作成が認められた。また、2024年2月の同指針改正により、これまでは余剰胚の使用のみ認められていたところ、受精卵に対する核置換術に関する研究を目的としてあらたに受精卵を作成することも認められることとなった。同時に、ART指針も改正され、卵子に対する核置換術の基礎研究を目的とした受精卵の作成も容認された。

(4) ミトコンドリア置換をめぐる問題

　ミトコンドリア置換は、ミトコンドリア病が子どもに遺伝することを予防しつつ、母親と遺伝的つながりのある子どもを授かることのできる技術である。また、近時、不妊治療における有効性を示す報告もなされている。しかし、以下のような安全面・倫理面の問題がある。（なお、以下に示す以外にも、受精卵に対する核移植術については、ES細胞と同様に、受精卵を破壊することになるという倫理的問題がある）

1) 安全面の問題

　核置換術においては、母親のミトコンドリア遺伝子が入り込むことを完全に

排除することはできないため、結局ミトコンドリア病を発症してしまう可能性が指摘されている。また、核 DNA とミトコンドリア DNA の相互作用により、予期せぬ結果が生じることも懸念されている。

また、卵子提供（第 8 章参照）をともなうミトコンドリア置換に関しては、排卵誘発剤の副作用など卵子提供者の安全の問題もある。

2）遺伝子改変

ミトコンドリア置換は、ミトコンドリア病予防の目的で行われる限りは遺伝子改変には当たらないとする見解もある。しかし、ミトコンドリア DNA の性質が子どもに現れる可能性は少ないとはいえ、子どもの遺伝的性質を操作していることには変わらない。これが許容されることが、ゲノム編集のような遺伝子改変も許されるような風潮を助長し、ゲノム編集に関して問題視されているようなデザイナーベビーやエンハンスメントにつながっていく可能性も指摘されている。

3）3 人の遺伝的親

受精卵に対する核置換術の場合、受精卵の核 DNA は両親のもの、ミトコンドリア DNA は提供者のものということになる。このように 3 人の遺伝的親が存在する点で、第 8 章で扱われているような第三者が関与する生殖医療技術と同様に、子どものアイデンティティ形成への影響や出自を知る権利の問題が生じる。

4）生まれてくる子どもの同一性

ミトコンドリア置換がなされた受精卵から誕生した子どもと、ミトコンドリア置換がなされなかった場合に誕生した子供は同一の存在なのか、という点が問題となっている。生まれてくる子どもの遺伝的性質の 99.9% は核 DNA によって決まるため、同一性に影響はないという見解もある。

もっとも、この点については、そもそも、何をもって「同一性がある」とするのか、同一性が損なわれることがミトコンドリア置換を禁止するに値する十分な根拠と言えるのか、といった問題がある。

おわりに

　本文では言及できなかったが、いわゆる「滑り坂論」について言及しておく。これは、安楽死・生殖医療などの生命倫理上の問題に限らず、銃や薬物の規制などでも引合いに出される。これは、やむを得ない範囲に限定して許容したはずのものであっても、一度、少しでも認めてしまうと、その限界線を越えて、認められる範囲がなし崩し的に広がっていってしまう（だから認めるべきではない）、というものである。本章で扱った遺伝子介入についても、「治療」に限定して許容したはずが、明らかに「治療」ではなくエンハンスメントであると言えるようなものまでも最終的に認められてしまう、といったようなことがあるかもしれない。もっとも、これに対しては、そうならないように適切な措置を講じて対応すればよいという反論は想定されよう。

　本章で扱った技術は、まさに現在進行形で発展している最先端の技術であり、状況は刻々と変化している。そうした状況に対応し、最新の動向をしっかりとキャッチしたうえで考えなければならないものである。読者の皆さんはどう考えるだろうか？

参考文献

伊吹友秀「ミトコンドリア置換における『3人の遺伝的親』の問題についての生命倫理学的考察」『生命倫理』26巻1号 2016年 pp.124-133。

甲斐克則「『生命科学と法』の最前線──ヒトゲノム編集とミトコンドリア置換を中心に」『早稲田大学法務研究論叢』2号 2017年 pp.1-35。

石井哲也『ヒトの遺伝子改変はどこまで許されるのか──ゲノム編集の光と影』イースト・プレス 2017年

京都大学iPS細胞研究所山中伸弥監修 上廣倫理部門編『科学知と人文知の接点──iPS細胞研究の倫理的課題を考える』弘文堂 2017年

澤井努『iPS細胞研究の倫理』京都大学学術出版会 2017年

澤井努『命をどこまで操作してよいか』慶應義塾大学出版会 2021年

山本卓『ゲノム編集とはなにか──「DNAのハサミ」クリスパーで生命科学はどう変わるのか』講談社ブルーバックス 2020年

田坂さつき編『人のゲノム編集をめぐる倫理規範の構築を目指して』知泉書館 2022 年

森岡正博・石井哲也・竹村瑞穂 編『スポーツと遺伝子ドーピングを問う――技術の現在から倫理的問題まで』晃洋書房 2022 年

佐藤壮樹・立花眞仁「ミトコンドリア置換法によるミトコンドリア病の治療法と日本の現状」『医学のあゆみ』291 巻 6 号 2024 年 pp.471-476。

第11章　子宮移植

三重野　雄太郎

はじめに

　本章では、生殖医療と移植医療の双方にまたがる問題として、子宮移植を扱う。2010年代以降、子宮移植の技術が急速に発展し、海外では子宮移植を経て妊娠・出産に成功した事例も報告されている。他方、子宮移植には、安全面・倫理面でさまざまな問題がある。そうした問題に関する議論も進められているものの、活発かつ十分な議論が進められているとは必ずしも言い難いところもある。

　そうした状況の中、2021年7月、日本医学会子宮移植倫理に関する検討委員会は、生体からの子宮移植について臨床研究実施を容認する旨の報告書（以下、「検討委員会報告書」）を出した。こうして、日本国内でも臨床研究が実施されるかもしれない状況を前に、子宮移植をどこまで認めて良いか、社会全体で議論を進めていく必要がある。

　以下、子宮移植とはいかなる技術か、どのような安全面・倫理面の問題があるのか、について解説していく。

1．子宮移植の意義と現状

(1) 子宮移植とは

　子宮移植とは、生まれつき子宮がなかったり子宮がうまく働かなかったりす

る女性や、子宮がん・子宮頸がんなどが原因で子宮を全摘出した女性が子どもの出産を望む場合に、他の女性の子宮を移植し、人工授精や帝王切開などの方法を活用して子どもの出産を目指すものである。

　具体的流れ（図7参照）としては、まず、一般に行われている体外受精により受精卵を作成し、凍結保存しておく。そして、ドナー（子宮を提供する者）から子宮を摘出してレシピエント（子宮を提供・移植してもらって妊娠・出産を目指す者）に移植する。この時、卵巣の移植は行わない。移植された子宮がレシピエントの子宮に生着したら、保存していた受精卵を子宮に戻す。その後、無事妊娠に成功したら、帝王切開で子どもを出産する。出産後、移植された子宮は摘出される。

　従来、上述のような理由で自然妊娠・出産が困難な女性が子どもを持つには、代理出産（第8章参照）か養子縁組に頼るほかなかった。しかし、代理出産は、妊娠・出産の負担を他の女性に肩代わりさせるものであり、また、多くの倫理的・社会的・法的問題が指摘されている。日本では、日本産科婦人科学会（以下、「日産婦」）の会告で代理出産の実施は認められていない。

　子宮移植のヒトへの臨床応用は、2000年にサウジアラビアで世界で初めて実施されたが、失敗に終わり、それ以来、多くの国で基礎研究が進められてきた。2012年9月にはスウェーデンで生体間の子宮移植手術の成功が世界で初めて報告され、2014年10月には同じくスウェーデンで子宮移植による世界初の出産例が報告された。さらに、2018年12月には、ブラジルで、世界で初めて、脳死した女性から摘出された子宮の提供を受けた女性が出産し、2019年4月には、スウェーデンで、外科医に操作されたロボットによる子宮移植手術を受けた女性が出産したという報告もなされるなど、子宮移植技術は2010年代に急速な発展を遂げた。その後、50件以上の出産例が現在までに報告されている。

　子宮移植は、妊娠・出産の負担を他の女性に肩代わりさせることになる、代理母を生殖の道具として扱うことになる、などといった代理出産の倫理的問題点を回避しつつ、子どもを望む女性本人が自身で懐胎し、遺伝的つながりのある子どもを持つことができる技術として注目されている。

また、代理出産は、遺伝上の母親と出産した女性が異なり、母子関係の問題が生じる（依頼者の卵子による生殖ではなく、第三者から卵子提供を受けた場合は、卵子提供者（遺伝上の母親）、妊娠・出産する女性（代理母）、依頼者（育ての母親）という3人の母親が存在する場合も考えられる）。

　代理出産に対し、子宮移植の場合には、妊娠・出産する女性の卵子を用いる限り、遺伝上の母親と出産した母親が原則一致するため、母子関係の問題は生じないし、子どもの出自を知る権利をめぐる問題も基本的に生じない（他の女性から卵子提供を受ける場合は第8章で示されたような問題が生じる）。

　他方、そもそも、子宮移植は、通常の臓器移植（第6章参照）とは根本的に異なる。通常の臓器移植、とりわけ生体間移植（第7章参照）が許容されているのは、移植が、レシピエントの生存・身体的健康のために必要不可欠だから

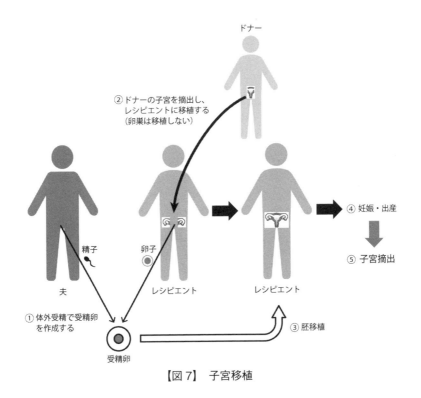

【図7】　子宮移植

である。レシピエントの生命維持という大きな利益が守られるからこそ、移植手術によるリスクをドナーに負わせることがリスクと利益の衡量で許されている。その点、子宮を移植しなくても本人の生存や身体的健康には影響しないので、子宮移植は、是が非でも必要というわけではない。

　そのような状況で、ドナーにリスクを負わせてまで子宮の提供を受けることが果たして許されるのだろうか。これこそが、子宮移植をめぐる最大の倫理上の問題である。また、子宮移植は、移植医療としての側面と生殖医療としての側面の双方を持ち合わせている点に問題の複雑さがある。

(2) 日本における状況

　日本では、2018 年 5 月に慶應義塾大学の研究グループが、サル同士の子宮移植による妊娠の成功例を報告し、同年 11 月にはヒトへの臨床研究の計画案を日産婦と日本移植学会に提出し、見解を求めた。これを受けて、両学会は共同で委員会を設けて倫理審査のための指針の策定に乗り出したが、幅広い観点からの検討が必要であるため、日本医学会に検討を依頼し、2019 年 4 月、日本医学会は検討委員会を立ち上げて子宮移植をめぐる倫理面・安全面に関する議論を進めることとした。その検討を経て、2021 年 7 月、上述した検討委員会報告書が公表された。

　報告書では、「子宮移植は、従来の移植医療や生殖補助医療の単純な延長線上にあるものではない」ことを前提とした上で、以下のような点が示されている。

　すなわち、まず、「生体子宮移植は、ドナー・レシピエント・生まれてくる児に対する短期的・長期的な影響・リスクが十分明らかにされていない未成熟な医療技術であり、重大な倫理的課題が残されている」と指摘されている。その一方で、「症例数を少数に限定して、臨床研究として実施することを容認」し、実施の前提として、「先天的に子宮を持たない女性に関する総合的な診断・治療・ケアのあり方に対する対策を関係学会に要請する」ことについて言及されている。

　また、臨床研究実施の条件としては、ドナーやレシピエントの身体・健康面

の状況に関わるもののほか、ドナー・レシピエント・そのパートナーなど臨床研究に参加する者の自由意思による参加を担保できるよう、インフォームド・コンセントに関わるさまざまな留意点が示されている。さらに、子宮の提供は無償であること、実施機関が、ドナー・レシピエント・生まれてくる子どもに対する長期的なカウンセリング体制を整備することなども条件とされている。

こうして臨床研究実施が容認されたことを受けて、慶應義塾大学の研究グループは、2022年11月、慶應義塾臨床研究審査委員会に対して、臨床研究の実施計画への承認を申請し、2025年2月に承認を得ている。

2．子宮移植をめぐる安全・健康面の問題

(1) レシピエントの負担・健康への影響

レシピエントの健康面のリスクとしては、以下のようなものが指摘されている。

まず、移植された子宮が生着せず、妊娠・出産ができない可能性がある。このように移植に失敗した場合の精神的苦痛も想定されている。

移植手術の段階では、手術による合併症（具体的には、出血、感染症、敗血症、他の臓器の損傷など）、麻酔による合併症、血栓・塞栓のリスクが想定される。

子宮がレシピエントの体内にある期間においては、拒絶反応、拒絶反応に対応するために服用する免疫抑制剤の副作用などといったリスクが想定される。拒絶反応については、軽度であれば免疫抑制剤で治療しうるが、重度の場合は、強力な免疫抑制剤を使用することになり、想定される副作用も大きい。最悪の場合、免疫抑制剤でも拒絶反応を制御できず、妊娠継続を諦め、移植された子宮を摘出する必要が生じることもある。

また、子宮移植を受けた後に出産に成功した場合、レシピエントがさらに子どもを産むことを望まないのなら、後の拒絶反応を回避したり、免疫抑制剤を飲まなくてよいようにしたりするために生着した子宮を摘出する。レシピエントは、その際に、再度手術にともなうリスクにさらされることになる。

その後考えられる長期的リスクとしては、腹壁ヘルニア、癒着、尿道狭窄(きょうさく)などや、腫瘍、腎臓不全、糖尿病といったような免疫抑制剤の長期的な副作用が挙げられている。

さらに、ロキタンスキー症候群（先天的に子宮や膣の一部または全部が欠損している疾患）の女性の場合、妊娠合併症のリスクが他の患者に比べて高くなる。また、自然妊娠が不可能であるため人工授精に頼らざるを得ず、卵子を採取するために服用する排卵誘発剤の副作用も考えられる。

レシピエントの精神面の負担としては、多くの健康上のリスクを抱えながら長期間治療を受けることによる精神的負担や、妊娠に成功するか否かわからない状態での精神的負担もあることが指摘されている。

(2) ドナーの負担・健康への影響

ドナーは、子宮摘出のために長時間に及ぶ手術に耐えなければならず、手術にともなうリスクが指摘されている。とりわけ、摘出後の子宮が機能を回復できるようにしなければならないため、摘出手術を慎重に行う必要がある。そのため、単純子宮全摘術に比べて出血量が多く、手術時間も長い（検討委員会報告書では平均8時間42分とされている）ため、ドナーの負担が大きいものと認識されている。もっとも、最近は、子宮摘出術式の改良により、手術時間と出血量が改善されているとも言われている。

また、子宮疾患を理由とした子宮全摘術にともなう合併症（具体的には、感染症、血栓・塞栓、尿路系損傷、消化器損傷、輸血を要するほどの多量出血、神経損傷、膣断片離開など）のリスクは、移植目的の摘出の場合にも想定される。移植目的の子宮摘出の場合、子宮の血流を維持したまま摘出する必要があるため、合併症や長期的影響が生じるリスクは高くなる可能性が指摘されている。これまでに移植目的で子宮を提供したドナーについては、尿路感染、尿路損傷、一過性脱毛、一過性排尿障害、一過性臀部痛(でんぶ)、抑うつ、膣断片離開といった合併症が生じたケースが報告されている。

さらに、子宮という一つの臓器を永久に失うことを引き受けなければならないことによる長期的な身体的・精神的負担が挙げられている。とりわけ、ジェ

ンダーアイデンティティを失うことやセクシュアリティへの影響が懸念されている。また、提供した子宮が移植された後に、レシピエントが妊娠・出産に至らなかった場合、ドナーにも精神的ダメージが生じる可能性も示されている。

(3) 生まれてくる子どもの健康上のリスク

子宮移植は新しい技術であり、最初の誕生例が2014年であったことから、生まれてくる子どもの健康への中・長期的リスクはなお確認できていない。これまでの出産例では、早産であったり、未熟児で生まれてきた事例も報告されている。早産や未熟児については、将来的に身体的・精神的な障害を負うリスクがあることが知られている。具体的には、臓器が十分に成熟していないことによる長期的な疾患や、糖尿病、高コレステロール、脂肪過多、メタボリックシンドローム、高血圧、心筋梗塞などのリスクが指摘されている。

免疫抑制剤を投与された子どもについて長期的影響を示す研究もあり、とりわけ母親が強力な免疫抑制剤を服用した場合に子どもの健康上のリスクが懸念される。

3．子宮移植をめぐる倫理的問題

先に述べたとおり、子宮を移植しなくてもレシピエントの生存には影響しないため、移植が是が非でも必要というわけではないという点で、子宮移植は、患者の生存や健康を目的とする他の臓器移植とは根本的に異なる。レシピエントは、血のつながった子どもがほしいという自身の希望を叶えるために、ドナーや産まれてくる子どもに安全・健康面のリスクを負わせてまで子宮の提供を受けることになるが、それは果たして許されることなのだろうか。

この点、利益とリスクの衡量という見地からすると、通常の臓器移植の場合は、レシピエントの生命を守るという利益が大きいので、ドナーに健康上のリスクがあるとしてもレシピエントの生命を守る利益を優先できようが、子宮移植の場合は、血のつながった子どもがほしいという希望を叶える利益と、ドナーや産まれてくる子どもの健康上のリスクを衡量することになる。そうした

場合、子宮移植について、リスクよりも利益の方が大きいとはたして言えるだろうか。

　また、死亡したドナーからの子宮摘出の場合は、ドナーの健康上のリスクは考慮する必要がなくなるが、生まれてくる子どもの健康上のリスクへの配慮とレシピエントの希望の実現、いずれが優先されるべきであろうか。

　さらに、子宮移植は、自身と血のつながった子どもを自身で産みたいというレシピエントの希望を叶えるものであるという点に着目すると、QOL（Quality of life：生活の質）向上のための移植術であると言えるようにも思われる。現に、そう捉えたうえで、四肢や顔面の移植がそのようなものとして社会的に認められていることから、子宮移植も同様に認められるというような見解もある。他方、子宮移植は、QOLのためのものとは言えないという見解もある。

　子宮移植は、QOL向上のための移植医療と言えるのだろうか。四肢や顔面と子宮とを比較した場合に、QOLのための必要度という点で違いはないのか。もしあるとすれば、これらを同列に扱えるのだろうか。なお検討・議論の必要がある。

4．その他の問題

（1）脳死ドナーからの子宮提供の課題

　上述のように、生体ドナーからの子宮提供は、ドナーに多大な身体・精神の健康へのリスクを負わせることになる。脳死ドナーからの子宮摘出であればこうしたリスクを回避することができる。

　しかし、脳死ドナーからの子宮提供には、以下のような課題が指摘されている。まず、脳死ドナーからは生命維持に必須の臓器が優先して摘出されると考えられるため、子宮摘出までに時間が経過し組織傷害が進む可能性がある。また、脳死ドナーからの子宮が移植後に妊娠・出産機能を確実に回復するかを見極める研究は進んでいない。さらに、そもそも日本においては、臓器移植法に基づく脳死ドナーからの臓器提供・移植の件数は、少数である。

　現行の臓器移植法において、脳死ドナーからの摘出を認める臓器としては、

子宮は対象とされていないので、認めるのであれば法改正が必要となる。この点、検討委員会報告書において、子宮移植をともなう臓器売買防止のためにも「脳死体からの子宮移植を可能とする法令改正を関係当局及び各関係方面に提言する」旨が示されている。

(2) 臓器移植一般の問題

子宮移植も臓器の提供・移植である以上、臓器移植一般に生じる問題（第6章・第7章参照）は、子宮移植においても同様に問題となる。

具体例を挙げると、生体ドナーの場合には、日本移植学会倫理指針において、原則親族に限定されていることから、レシピエントの近親者の女性に、「提供してあげなければいけない」という心理的圧力が働きかねないという問題がある。また、レシピエントの周囲から適合するドナーを探すことになるため、移植機会の公平性の問題が生じる。

(3) 子宮移植を許容することに伴う問題

子宮移植の実施が許容されるようになることで、子宮を持たない女性でも子どもを産むことができるようになる。これは、当事者にとっては大きなメリットであると同時に、子宮を持たない女性に対して、子宮移植を活用してでも何としてでも子どもを産むべきだという周囲からの圧力が生じてしまうことにもなりかねない。

なお、検討委員会報告書では、ロキタンスキー症候群の女性へのインタビューの結果が記載されている。それによると、子宮移植が可能になれば、ぜひそれで子どもを授かりたいと考える人もいれば、そうした女性にとって選択肢の一つとなることを歓迎しつつも自分は受ける気がないという人もいるようである。

また、子宮移植のように、子どもを産むことが不可能である女性であっても、それが可能となる技術が活用できるようになることで、子どもを産むことが女性にとって必須の役割であるという不合理なジェンダー規範をより強固なものにしてしまう可能性も考えられる。

ここで述べたような事態が生じる可能性があるから子宮移植は認めるべきではないのか、そのような抽象的な可能性は、禁止の理由として不十分なものなのか、こうした事態を回避する方策を講じたうえで認めるべきなのか、検討していく必要があろう。

(4) 生殖医療としての問題

子宮移植には、不妊を克服するための技術であるという側面がある。子宮移植を不妊の「治療」として扱うのか、体外受精などのように、公的医療保険適用の対象とするのかという問題も検討しなければならない。

また、上述のように、子宮移植は、他者(代理母)を生殖の手段として扱うという、代理出産をめぐる最大の倫理的問題を回避できると言われている。しかし、子宮移植についても、子どもを産みたいというレシピエントの希望のために、ドナーをリスクにさらしている点に着目すると、ドナーを生殖の手段にしていると捉える余地が完全にないと言い切ることができるだろうか。もちろん、代理出産における代理母と子宮移植におけるドナーを比較すると、リスク・負担の程度がまったく異なるのは確かである。しかし、それは程度の問題であって、手段にしているかしていないかの問題とは異なると考える余地もあろう。

他方、生体間臓器移植においては、レシピエントの生存・健康のためにドナーをリスクにさらしている。その点で、ドナーをレシピエントの生存の手段としていることは否めない。それが許容されるのは、レシピエントの生命を守るという大きな利益を目的としているからこそである。現在認められている生体間臓器移植においても、子宮移植においても、他者を自身の手段にしているという点は変わらない。そのため、自分の子どもを出産したいというレシピエントの希望のために、ドナーを生殖の手段として扱うことが許されるのかという問題は、結局のところ、そのような希望を叶えるために、ドナーを子宮摘出術にともなうリスクにさらしてまで子宮提供を受けることが許されるのか、という上述の問題に解消されるようにも思われる。

さらに、第8章で扱われているような第三者が関係する生殖医療において

は、子どものアイデンティティへの影響や、出自を知る権利、子の福祉の問題が生じている。上述のように、子宮移植においては、原則として、母子関係の問題は生じないので、このような論点をめぐる議論は、ほぼ皆無に等しい。しかし、産みの母親以外の女性が自身の出生に関係しているという事実が子どもに与える影響は、本当にまったくないのだろうか。

おわりに

　上述のように、日本でも子宮移植の臨床研究が始まろうとしているが、これまでみたように、子宮移植にはなおさまざまな問題がある。とりわけ、生体ドナーやレシピエントの健康面でのリスク、生まれてくる子どもの健康への中・長期的影響が不明確である点は無視できない。

　また、本章で言及した以外にも、当事者のインフォームド・コンセント（第2章参照）に関わる問題、臨床研究として行われる場合には研究倫理上の問題（第3章参照）、体外受精の問題（第8章参照）など、本書で扱っているさまざまな生命倫理上の問題が、子宮移植においても関係してくる。

　さらには、本章では扱えなかったが、生物学的男性が子宮移植を受けて出産する、子どもを持つ気はなくても、ジェンダーアイデンティティのために子宮がほしいという理由から移植を希望する、といったような可能性も想定され始めている。反対に、生物学的女性から男性への性別適合手術の際に摘出された子宮を提供したいと希望する人もいるようである。こういったものを認めて良いか、今後検討していくべき問題である。

　なお、現在、人工子宮の開発に向けた研究が進められている。これは、早産で産まれた未熟児に母胎内の環境を提供することで、未熟児の救命を図ることを目的としたものである。人工子宮は、技術面・安全面でまだ大きな課題があり、実現には程遠い状況にある。しかし、将来、人工子宮が実用化され、子宮移植のニーズがなくなる日がもしかしたら来るかもしれない。

　科学技術の進展は日進月歩で、状況は目まぐるしく変化している。生命倫理上の問題を議論する際に踏まえるべき事情も急速に変化することがある。子宮

移植も含め、本書で扱っているようなテーマは、そうした状況に対応し、最新の動向をしっかりとキャッチしたうえで考えなければならないものである。

　子宮移植を認めてはならないか、認めるとすればどこまで認めるか、私たち一人ひとりが当事者意識を持って考えていかなければならない。読者の皆さんは、どう考えるだろうか？

参考文献

木須伊織「子宮移植の現状と未来」『日本周産期・新生児医学会雑誌』58 巻 4 号 2023 年 pp.611-616。

高島響子「UFI 女性に対する子宮移植の実用化に向けた法的・倫理的課題の検討と代替手段の考察——代理懐胎の倫理的問題を回避する解決策といえるか？」『生命倫理』29 巻 1 号 2019 年 pp.37-44。

高島響子「生命倫理学の立場から見た子宮移植の論点」『移植』57 巻 1 号 2022 年 pp.37-43。

三重野雄太郎「子宮移植をめぐる倫理的問題」『佛教大学社会学部論集』69 号 2019 年 pp.119-126。

慶應義塾大学子宮移植研究 HP（https://keio-utx.org/）

第12章　遺伝・ゲノム医療の倫理

木矢　幸孝

はじめに

　遺伝・ゲノム医療の目覚ましい進展は、遺伝子やゲノムの解析という新たな地平を切り開いた。その結果、遺伝性疾患の原因遺伝子の探索や同定が可能となり、自己の疾患が遺伝子に関連すること、またそれが家族に関係することが明らかになってきた。また、疾患の病態が解明され、予防法や治療法、検査方法の開発へとつながってきた。現在は網羅的解析によりゲノム情報を広く活用できるゲノム医療時代を迎えている。

　しかし、遺伝情報やゲノム情報の利活用が進められる一方で、それらには懸念点や倫理的に配慮すべき事項も存在する。例えば、遺伝情報に基づく差別・偏見の禁止、発症前診断や非発症保因者診断等の遺伝学的検査に関する配慮の在り方、さらには患者等の「知る権利」だけでなく「知らないでいる権利」などが挙げられる。本章では、これらの遺伝・ゲノム医療をめぐる主要な倫理的問題を検討したい。

1. ゲノム医療時代と倫理的・法的・社会的課題（ELSI）

（1）遺伝子・ゲノムとは何か

　私たちの体は多くの細胞によって成り立っている。ヒトの細胞は約37兆個の細胞で構成されており、脳や神経、心臓、骨、筋肉、血液などはさまざまな

細胞から作られている。各細胞内には核があり、核の中に染色体がある。一つの細胞には22種類の常染色体と、X染色体とY染色体の組み合わせである性染色体がある。生物学的に、男性はX染色体とY染色体を1本ずつ持ち、女性は2本のX染色体を持つ。染色体は父親と母親からそれぞれ1本ずつ受け継ぎ、ヒトの染色体は23対、合計46本になる。この染色体の中に「遺伝子」(gene) が存在する。ヒトの体は遺伝子の働きによって維持され、遺伝子は体を作るための設計図としての役割を果たしている。髪の色や目の色といった個人の特徴も、この遺伝子によって規定されている。

　遺伝子の本体となるのがDNA (デオキシリボ核酸) である。DNAは、A (アデニン)、T (チミン)、G (グアニン)、C (シトシン) と呼ばれる4種類の塩基から構成される。塩基は文字で書くと「ATGC」のように並び、この並び方を塩基配列と呼ぶ。そして、「ゲノム」(genome) とは「DNAの文字列に表された遺伝情報すべてのこと」を指す。ゲノム (genome) は、遺伝子 (gene) と染色体 (chromosome) から合成された言葉、遺伝子 (gene) と集合や全体をあらわす接尾辞 (-ome) を組み合わせた言葉である。ヒトゲノムのDNAの文字列は32億文字列あり、このうちのタンパク質の設計図の部分が遺伝子と呼ばれる。ヒトゲノムには約2万3,000個の遺伝子が含まれているが、今現在もすべての遺伝子の機能がわかっているわけではない。

　なお、遺伝子やゲノムに関する概念として、ゲノム情報は「人の細胞の核酸を構成する塩基の配列若しくはその特性又は当該核酸の機能の発揮の特性に関する情報」、遺伝情報は「ゲノム情報のうち、子孫へ受け継がれるもの」と区別される。

(2) ヒトゲノム計画とELSI

　ヒトゲノムはいつ、どのように解読されたのだろうか。1990年、米国国立衛生研究所 (National Institutes of Health：NIH) とエネルギー省は共同で、ヒトの全遺伝情報を解読する「ヒトゲノム計画」(Human Genome Project) を開始した。本計画にはイギリス、フランス、ドイツ、日本、中国など計6か国24機関が参加し、日本は21番、22番等の染色体を担当した。

2003年にヒトゲノムの解読終了が宣言されたが、当時の技術では解読できない領域が一部残されていた。その後、解析技術の進展により、2022年4月にヒトゲノムの完全解読が実現されたことが発表された。

ヒトゲノム計画には約30億ドルの予算が計上されたが、これはアポロ計画（1961年～1972年にかけて米国航空宇宙局（NASA）が実施した、人類史上初めて月面着陸を成功させた有人宇宙飛行計画）に匹敵する予算であった。また、全研究開発予算の3～5％程度を倫理的・法的・社会的課題（Ethical, Legal and Social Implications/Issues：ELSI）に関する研究に用いることが試みられた。これは、ヒトゲノム計画の初代責任者であり、DNAの二重螺旋構造を発見したジェームズ・ワトソンが、責任者に就任した際の会見の席で、プロジェクトの全体予算のうち3％程度をELSIプログラムと呼ばれる、ELSIに関する研究に充てる考えを表明したことに始まる（予算の割合は後に5％まで引き上げられた）。

ELSIプログラムでは研究成果が社会にもたらす影響として、考慮すべき論点が次のように提示された。

1. 保険、雇用、刑事司法、教育、養子縁組、軍隊、その他の分野における遺伝情報の使用における公平性
2. 個人の遺伝情報に対する心理的・社会的反応
3. 遺伝情報のプライバシーと秘密保持（所有権、管理、同意に関する問題を含む）
4. 出生前検査、発症前検査、複数の遺伝子が関与する疾患の検査、非発症保因者検査にともなう遺伝カウンセリング、治療法の選択肢がない場合の検査または集団スクリーニングと検査の比較
5. 遺伝情報と生殖に関する決定
6. 医療行為への遺伝学の導入
7. 遺伝学の歴史的誤用、とくに優生学と現在との関連性
8. 商業化（財産権、知的財産権、データ・試料へのアクセスを含む）
9. 健康と疾病の定義、決定論と還元主義の問題などの哲学的課題

これらの論点の中には現在では一定の進展がみられた項目も存在するが、30年以上経った現在も解決されていない課題を含んでいる。
　ヒトゲノム計画におけるELSI研究は、萌芽的・新規科学技術のELSIに対する取り組みのモデルケースとなった。同時に科学技術には対応すべきELSIの検討が必要であるという認識を定着させることとなった。当初は生命科学やゲノム研究にかかわるELSIが検討されてきたが、今では幹細胞・再生医療、医療AI、認知症の超早期予測・予防など、さまざまな科学技術におけるELSIが検討される。米国で展開されたELSI研究に対応する取り組みは、欧州ではELSA（Ethical, Legal and Social Aspects）として始まり、現在は責任ある研究・イノベーション（Responsible Research and Innovation：RRI）という概念に発展している。

(3) 遺伝情報の位置づけ・法制度・遺伝差別
　ヒトゲノム計画から得られるゲノム情報の解析結果をめぐっては、医療産業における経済的価値に注目が集まっていた。そのため、まだ利用方法が明確でない遺伝子についても特許を取得する動きがみられたため、1996年には関係する研究者たちは計画で得られた解析結果を公開することに合意している。
　加えて、1997年に国際連合教育科学文化機関（UNESCO）は「ヒトゲノムと人権に関する世界宣言」を採択している。その第1条では「ヒトゲノムは、人類社会のすべての構成員の根元的な単一性並びにこれら構成員の固有の尊厳及び多様性の認識の基礎となる。象徴的な意味において、ヒトゲノムは、人類の遺産である」と明記され、第2条では「(a) 何人も、その遺伝的特徴の如何を問わず、その尊厳と人権を尊重される権利を有する。(b) その尊厳ゆえに、個人をその遺伝的特徴に還元してはならず、また、その独自性及び多様性を尊重しなければならない」と言及される。ここにおいてヒトゲノムは人類全体の遺産であると同時に、個人には固有の尊厳と多様性があることが示される。
　このような認識のもと、第6条では「何人も、遺伝的特徴に基づいて、人権、基本的自由及び人間の尊厳を侵害する意図又は効果をもつ差別を受けるこ

とがあってはならない」と指摘されるように、遺伝的特徴に基づく差別を禁止している。

今日では遺伝情報や遺伝的特徴に基づく差別が人権侵害に当たることは世界共通の認識である。2003年の韓国における「生命倫理法」、2004年のフランスにおける「生命倫理法」、2008年の米国における「遺伝情報差別禁止法」(Genetic Information Nondiscrimination Act：GINA)、2017年のカナダにおける「遺伝情報差別禁止法」(Genetic Non-Discrimination Act：GNDA)などが示すように、遺伝情報に基づく差別を禁止する法律はこれまで各国において制定されてきた。

長らく日本においても遺伝情報に基づく差別を禁止する法律の必要性は指摘されてきたが、法律が制定されることはなかった。また、日本における遺伝差別の実態は把握されていなかった。このような中、2017年に厚生労働省研究班による初の調査結果が報告書として公表され、2022年にはその続報が論文として発表された。

2022年の論文では、遺伝情報による差別（genetic discrimination）とは「遺伝的差異に基づく個人または集団に対する不公平で不当な扱い（実際に起きているものだけでなく、そのように受け止められるもの）」と定義される（遺伝差別の定義は複数存在しているが、同論文では共通した特徴を踏まえて遺伝差別を定義している）。調査の結果、2017年、2022年ともに、回答者（2017年の回答者1万881人、2022年の回答者5,268人）の約3％が本人または家族が遺伝情報に関して何らかの不利益な扱いを受けた経験があると回答した。また、遺伝情報の不適切な利用や遺伝情報による差別に対する罰則付きの法律の必要性に関しては、両年ともに7割以上が必要と回答している。

2023年6月、ゲノム医療推進のための理念を定めた「良質かつ適切なゲノム医療を国民が安心して受けられるようにするための施策の総合的かつ計画的な推進に関する法律」（以下、「ゲノム医療推進法」）が日本で施行され、この中で初めてゲノム情報に基づいた差別の禁止が法律で制定されることとなる。基本理念を示した第3条では「生まれながらに固有で子孫に受け継がれ得る個人のゲノム情報には、それによって当該個人はもとよりその家族についても将

来の健康状態を予測し得る等の特性があることに鑑み、ゲノム医療の研究開発及び提供において得られた当該ゲノム情報の保護が十分に図られるようにするとともに、当該ゲノム情報による不当な差別が行われることのないようにすること」と明記されている。

たしかに日本は他国と比べると、遺伝情報に基づいた差別禁止の法律の制定には時間を要したが、ゲノム情報の利活用にあたり、差別の禁止が必要であることは少なくとも2000年「ヒトゲノム研究に関する基本原則」において指摘されている。ただし、ゲノム医療推進法においてゲノム情報に基づく差別の禁止が盛り込まれたとはいえ、教育、雇用、生命保険等の分野で具体的にどのような行為がゲノム情報に基づく差別に当たるのかについては、依然として今後も検討が必要である。

また、遺伝医療においては遺伝情報が適切に利活用されることを目的に日本医学会によって策定された「医療における遺伝学的検査・診断に関するガイドライン」(2011年策定、2022年改正)があり、医学研究でゲノム情報や遺伝情報を取り扱うガイドラインとして「人を対象とする生命科学・医学系研究に関する倫理指針」(2023年改正)があることは明記しておく。

2. 遺伝・ゲノム情報をめぐって

現在、医療の現場ではすでに発症している患者の診断を目的とした確定検査だけでなく、発症前遺伝学的検査、非発症保因者遺伝学的検査、疾患感受性検査、出生前遺伝学的検査、着床前遺伝学的検査、新生児マススクリーニングなど、さまざまな遺伝学的検査が存在する。検査の目的により、受検対象者や配慮事項等は異なる。本節では発症前診断と非発症保因者診断を中心に検査の特徴や配慮事項を確認するが、その前に遺伝情報の特徴を確認しておこう。

(1) 遺伝情報の特徴

まず個人の遺伝情報はその人だけのものである(固有性)。基本的な構成は生涯変化せず(不変性)、将来に病気になるかどうかを予測するための発症前

診断などに利用できるため、未来を予測する可能性を有している（予測性）。また、遺伝情報は個人の身体情報にとどまらず、血縁者間で遺伝情報の一部は共有され（共有性）、親から子へといったように子孫に部分的に遺伝情報は伝えられ、次世代に引き継がれる（遺伝性）。検査によって予測された発症の有無や発症の時期、症状の程度には個人差が内在しており（あいまい性）、遺伝情報が不適切に取り扱われた場合には本人およびその血縁者に不利益がもたらされる可能性がある（有害性）。さらには偶然に他者との血縁関係が判明することもある（意外性）。遺伝情報の特徴は【表3】のとおりである。

【表3】遺伝情報の特徴

不変性	生涯変化しないこと
共有性	血縁者間で遺伝情報の一部は共有されていること
予見性	未来を予測する可能性があること
固有性	遺伝情報はその人だけのものであること
遺伝性	遺伝情報は親から子へ伝えられ、次世代に受け継がれること
あいまい性	病的意義・臨床的有用性が変わりうること、個人差があること
有害性	本人および血縁者に不利益がもたらされる可能性があること
意外性	意図せずに偶然に他者との血縁関係が判明することがあること

　家系内での遺伝的な関係の程度は近親度という指標で表される。これは、親族関係の遠近を示す、法律用語の「親等」とは異なるので注意されたい。近親度は家系内で遺伝情報をどのくらい共有しているかを把握し、遺伝情報に基づくリスクを検討する際に重要な指標となる。遺伝情報を2分の1ずつ共有する親、子、きょうだいは第一度近親と呼ぶ。遺伝情報を4分の1ずつ共有する祖父母、孫、叔父・叔母、甥・姪は第二度近親と呼び、遺伝情報を8分の1ずつ共有するいとこなどは第三度近親と呼ぶ。

(2) 発症前診断

　発症前診断（発症前遺伝学的検査）とは、成人期発症の遺伝性疾患で、診断時点ではまだ発症していない人を対象に将来発症するかどうかを調べる目的で

行われる検査である。すでに発症している人を対象に行われる確定診断（遺伝学的検査）とは異なり、発症前診断は検査を受ける時点では患者ではなく、あくまでも患者になる可能性のある人である。それゆえ、日本医学会は遺伝医療の専門家による遺伝カウンセリングを実施し、あくまでも問題解決の選択肢の一つとして発症前診断を位置づける必要があること、検査を実施した場合のメリットとデメリット、検査を実施しなかった場合のメリットとデメリット、さらには検査を行う時期の適切性などを遺伝医療チーム（臨床遺伝専門医や遺伝看護専門看護師、認定遺伝カウンセラーなど）で十分考慮してから実施する必要があることを指摘している。

　発症前診断については予防法や治療法、医学的な対処可能性がある場合とない場合で、受検の意義が変わってくる。例えば、遺伝性乳がん卵巣がん症候群（Hereditary Breast and Ovarian Cancer：HBOC）の場合、BRCA遺伝子検査によってがんの発症に関わるBRCA1遺伝子とBRCA2遺伝子の病的バリアント（疾患の発症に関わりのある遺伝子の変化）の有無を調べることが可能である。また、患者が病的バリアントを有している場合、家族・血縁者にも病的バリアントを持つ可能性が生じる。そのため、家族・血縁者が発症前診断をすることで、病的バリアントを持っているかどうかを発症前に知ることができる。

　HBOCの予防法に目を向けると、乳がんを発症する前に発症のもととなる乳房を切除するためのリスク低減乳房切除術（RRM）や、卵巣がんの発症を減らすためのリスク低減卵管卵巣摘出術（RRSO）が存在する。HBOCと診断され、すでに乳がんや卵巣がんの既往歴があれば、リスク低減手術の実施は2020年から保険適用されている。

　このことから、発症前診断によって病的バリアントを有していることがわかることで、RRMやRRSOなどの予防法を選択することが未発症者も可能である。ただし、たしかにRRMやRRSOによって遺伝性のがんのリスクを低減させることは可能とはいえ、乳房を切除することや卵巣がんの発症を減らすために卵管や卵巣を切除することには、心理的な葛藤が生じる可能性がある。医学的観点からするとRRMやRRSOなどを実施することは発症リスクを低減

させることができるので、リスク低減手術は推奨される。しかし、未発症者の場合、心理的な葛藤だけでなく、リスク低減手術は保険適用されないこともあり、予防するかどうかは個人の判断に任せられている。

次に、予防法や治療法、医学的な対処可能性がない場合を考えてみたい。例えば、ハンチントン病という遺伝性の神経変性疾患の場合、予防法や根本的な治療法は確立されていない。このような疾患の場合、発症前診断を受けることで疾患の病的バリアントを持っているかどうかを明らかにすることはできるが、それ以上の医学的な意義は存在しない。発症前に自分の発症可能性を知ることで、就職、結婚、出産、発症後の生活のあり方など、人生設計に役立てることはできるが、知ることによる心理的な影響も事前に考える必要がある。検査によって将来の発症可能性が高いことがわかると、発症の恐怖や不安を覚えながら生きることになる。そのため、予防法や治療法、医学的な対処可能性がない疾患の発症前診断の受検は、遺伝情報がもたらす影響を受検者や医療者も考慮して慎重に検討する必要がある。

(3) 非発症保因者診断

常染色体潜性遺伝（脊髄性筋萎縮症、フェニルケトン尿症など）やX連鎖潜性遺伝（デュシェンヌ型筋ジストロフィー、血友病、球脊髄性筋萎縮症など）のような潜性遺伝（劣性遺伝）の場合、疾患を発症する患者だけではなく、非発症保因者と分類される人びとが存在する。非発症保因者とは、将来的に発症することはほとんどないが、病的バリアントを有しているために次世代に伝える可能性のある者である。非発症保因者自身は発症しないが、非発症保因者の子どもは罹患する可能性がある。発症しない本人（非発症保因者）にとって非発症保因者診断は健康管理には役立たないが、子どもに遺伝するかどうかをはじめとした、家系内の遺伝的リスクを明らかにするためには意義がある。

発症前診断や非発症保因者診断等を受けるかどうかは、受検者本人の意思を尊重することが何よりも重要である。たしかに予防法も治療法も確立されている疾患の場合、対処可能（actionable）であることから知ることによる医学的な意義が存在し、本人の「知る権利」は尊重される必要がある。

しかし、とくに予防法や治療法といった対処可能性がない疾患の場合、知ることによる心理的な影響を検討する必要があるだろう。発症前診断によって将来の発症可能性に怯(おび)えながら生きる可能性はある。非発症保因者診断であれば、非発症保因者本人は発症しないが、出産した場合に子どもに病的バリアントを受け継がせてしまう可能性に思い悩むかもしれない。そのため、「知る権利」だけでなく、私たちは「知らないでいる権利」（the right not to know / the right not to be told）も尊重する必要がある。たとえ HBOC のような対処可能とされる疾患であっても、乳房や卵管、卵巣の切除などは医学的観点以外の問題として自己アイデンティティに関わり、心理的な葛藤を引き起こす可能性がある。私たちは「知る権利」があると同時に「知らないでいる権利」も有している点には留意しておきたい。

（4）遺伝情報を家族・血縁者へ伝えること

　発症前診断や非発症保因者診断、すでに発症している患者の疾患を確定させるための確定診断等を受けるかについて、自分一人や家族だけで抱え込む必要はない。遺伝カウンセリングを利用して、遺伝カウンセラーに相談することができる。また、家族・血縁者に遺伝情報を伝えるために、遺伝カウンセリングを介して伝えるという方法もある。しかし、家族・血縁者への遺伝情報の告知は家族・血縁者内で行われることのほうが多い。

　自己の疾患が遺伝性疾患であるとわかった場合、家族・血縁者とは遺伝情報を一部共有しているため、家族・血縁者の身体問題にかかわる可能性が出てくる。例えば、HBOC のような常染色体顕性遺伝（優性遺伝）であれば、病的バリアントが子どもに受け継がれる可能性は性別に関わりなく、2分の1（50％）の確率である。そのため、親から子へ、もしくは患者から血縁者へ、遺伝情報をいつ、どこで、どのように伝えるのかといった家族内コミュニケーションの問題が顕在化する。これは家系内共有あるいはリスク告知とも呼ばれる。

　たしかに子どもや家族・血縁者に遺伝的リスクについて早期に知らせることで、知らされたほうは自分が疾患を発症させる変異遺伝子を持っているかどう

か早期に検査をしたり、予防法を講じることができる可能性はある。しかし、相手が未成年もしくは理解力がない場合は伝えることは難しい。また、伝えたくても、遺伝的リスクに関する情報は年齢に関係なく、相手によっては不安や恐怖を与えるだけになる場合もあり、伝える側は告知のジレンマを抱えてしまうことがある。伝える側には、伝えられる側の理解力や成熟性を見極めながら、伝えることによる相手の利点と相手への影響を考慮しながら、告知の是非を検討する必要がある。

本章では着床前診断の倫理的課題について言及していないが、着床前診断については第9章をぜひ参照してほしい。本章との関連でいえば、2024年8月28日に日本産科婦人科学会が「重篤な遺伝性疾患を対象とした着床前遺伝学的検査（PGT-M）2023年症例審査結果の報告について」という報告書を発表した。「重篤な遺伝性疾患」を対象とする着床前診断（PGT-M）は次第に対象となる疾患が拡大されていく可能性があり、新たな局面を迎えている。

(5) DTC遺伝子検査

医療機関を介さずに検査を受ける人が事業者から直接検査キットを購入し、唾液や頬粘膜（頬の内側）などを採取し、検査結果の受け取りを行う、消費者直結型（Direct-to-Consumer：DTC）遺伝子検査がある。医療機関で実施される確定診断や発症前診断、非発症保因者診断といった遺伝学的検査と異なり、DTC遺伝子検査は医療機関を介さずに行われる。

DTC遺伝子検査は診断ではなく、体質や将来の発症リスクを確率で示しており、遺伝子解析の質の担保、検査の科学的根拠、消費者への情報提供の方法などの課題がある。検査をする場合、利用者は検査の意味を十分に理解した上で受けるほうがよいだろう。

(6) 全ゲノム解析等実行計画

2022年に国家戦略として「全ゲノム解析等実行計画2022」が策定された。戦略的にデータの蓄積を進め、全ゲノム解析等によりがんや難病等の克服が目指される。また解析結果の日常診療への早期導入や個別化医療の実現も推進さ

れている。

　例えば、がんの全ゲノム解析によって本来の検査目的のための一次的所見のみならず、二次的に得られた結果や所見として、遺伝性腫瘍やその他の遺伝性疾患のリスクが判明する可能性がある。これは二次的所見（secondary findings）と呼ばれるものである。一次的所見が明らかになった場合のみならず、二次的所見が見つかった場合についても、得られた結果や所見に関する開示の有無について検討する必要がある。検査結果や所見への対応として、受検に際してのインフォームド・コンセントの段階から、まず一次的所見に関する結果を知りたいかどうか、次に二次的所見に関する結果を知りたいかどうかを、患者（または代諾者）にあらかじめ確認しておく必要がある。加えて、得られた所見が患者の家族・血縁者にも関わる情報の可能性もあるため、患者（または代諾者）には解析結果を家族に伝えてよいかどうかも事前に聞く必要もあるだろう。

(7) ゲノム研究と患者・市民参画（PPI）

　ゲノム医療の進展には、科学的根拠に基づく新しい治療法や診断法の開発として医学研究が欠かせない。近年、医学研究では患者・市民参画（Patient and Public Involvement：PPI）という実践が推進され、研究の計画立案段階から患者・市民と協働して進めることが求められている。2019年に日本医療研究開発機構（AMED）が刊行した『患者・市民参画（PPI）ガイドブック』では、「医学研究・臨床試験における患者・市民参画」を「医学研究・臨床試験プロセスの一環として、研究者が患者・市民の知見を参考にすること」と定義している。このような患者・市民との協働は、今後のゲノム研究・医療の発展に重要な役割を果たすことが期待されている。

おわりに

　本章では遺伝・ゲノム医療が進展してきた際に生じる倫理的課題について確認してきた。遺伝・ゲノム医療は20世紀・21世紀を通して進展してきたとい

える。近年では高齢になれば誰でもなりうる認知症でも、その発症には遺伝子（APOE 遺伝子）が関わっている可能性が高いことが指摘される。APOE 遺伝子の中でも APOE ε4 遺伝子を持っていると早期に発症する傾向がある。

　私たちは誰もが何らかの変異遺伝子を持っており、それが疾患とどのように関わるかについてすでにわかっていることもあれば、今後明らかになることもある。これからもヒトの遺伝子やゲノムは解析され続け、どの遺伝子が何の疾患にどのように関連するのか、ますます膨大かつ正確に明らかになるだろう。その結果を受けて私たちはそのときどきで自己決定を迫られ、それらは自分だけの問題でなく家族の問題に発展する可能性もある。

　遺伝・ゲノム医療の意義は広く認められているものの、その社会的影響や必要な社会体制・支援制度は、今後も議論を積み重ねていく必要がある。こうした課題に対しては、倫理的な観点を踏まえつつ、専門家のみならず、患者やその家族・血縁者などの当事者の参画による総合的な議論が求められるだろう。

参考文献

大久保真紀『献身――遺伝病 FAP（家族性アミロイドポリニューロパシー）患者と志多田正子たちのたたかい』高文研 2014 年。

神里彩子・武藤香織 編『医学・生命科学の研究倫理ハンドブック〔第 2 版〕』東京大学出版会 2023 年。

木矢幸孝「非発症保因者の積み重ねてきた経験――恋愛・結婚・出産の語りをめぐって」『社会志林』66 巻 3 号 2019 年 pp.195-217。

国立研究開発法人日本医療研究開発機構『患者・市民参画（PPI）ガイドブック～患者と研究者の協働を目指す第一歩として～』(https://www.amed.go.jp/coutent/000055212.pdf) 2019 年。

笹谷絵里『新生児マス・スクリーニングの歴史』洛北出版 2019 年。

新川詔夫 監修『遺伝医学への招待〔改訂第 6 版〕』南江堂 2020 年。

日本医学会「医療における遺伝学的検査・診断に関するガイドライン」(https://jams.med.or.jp/guideline/genetics-diagnosis_2022.pdf) 2022 年。

平沢晃編『基礎から学ぶゲノム医療』羊土社 2024 年。

前田泰樹・西村ユミ『遺伝学の知識と病いの語り――遺伝性疾患をこえて生きる』ナカニシヤ出版 2018 年。

見上公一「『参加のテクノロジー』としての ELSI――ELSI 概念の文脈依存性に関する考察」

『慶應義塾大学日吉紀要 社会科学』31 巻 2021 年 pp.1-25。
美馬達哉『リスク化される身体――現代医学と統治のテクノロジー』青土社 2012 年。
三宅秀彦編『全ゲノム・エフソーム解析時代の遺伝医療、ゲノム医療における法・社会』メディカルドウ 2024 年。
武藤香織『社会における個人遺伝情報利用の実態とゲノムリテラシーに関する調査研究』厚生労働行政推進調査事業補助金厚生労働科学特別研究事業 平成 28 年度総括・分担研究報告書（https://mhlw-grants.niph.go.jp/system/files/download_pdf/2016/201605018A.pdf）2017 年。
李怡然『遺伝について家族と話す――遺伝性乳がん卵巣がん症候群のリスク告知』ナカニシヤ出版 2024 年。
アリス・ウェクスラー（武藤香織・額賀淑郎 訳）『ウェクスラー家の選択――遺伝子診断と向きあった家族』新潮社 2003 年。
ニコラス・ローズ（檜垣立哉 監訳）『生そのものの政治学――二十一世紀の生物医学、権力、主体性』法政大学出版局 2014 年。

第13章　小児医療

笹月　桃子

はじめに

　本章においては、現代の社会で子どもが置かれている立場を共有した上で、小児医療の倫理について総論的な概説をし、続いて代表的なトピックを取り上げる。小児の生命倫理に特徴的な課題を焦点化するに留まらず、提示する課題を通じて子どもの声なき声に耳を傾け、領域を超えた医療・科学、ひいては社会に通底する問題構造を理解する端緒となれば幸いである。

　本論に入る前に、いくつかの用語について本章における意味内容を示しておく。「子ども」とは、以下に紹介する「児童の権利に関する条約」に基づき0歳〜18歳の者を前提とするが、議論の内容によっては、ときに胎児あるいはAYA（Adolescent and Young Adult）世代と言われる10代後半の青年〜若年成人をも想定する。また「保護者」「両親」「家族」については、特に統一せず、児童福祉法第6条にいう「保護者」（「親権を行う者、未成年後見人その他の者で、児童を現に監護する者」）を意味するものとして、文脈に沿う形で使用する。「家族」と記している箇所については、対象をやや広く、祖父母やきょうだいも含まれ得ることを想定している。そして「いのち」とは、生物学的な生命・個別の生・暮らしを包括した用語として使用している。

1. 子どもをめぐる現状

(1) 子どもの立場の脆弱性

　日本の子どもをめぐる社会状況は深刻である。世界でもっとも赤ちゃんが安全に産まれる国であると言われながら、少子化が進行し、2023年に生まれた子どもの数は過去最少であった。また、ユニセフが38か国を対象とした調査報告書「ユニセフ・イノチェンティレポートカード16」によると、日本の子どもの身体的健康は1位でありながら、精神的幸福度は37位であり、それを端的に示すのが子どもの自殺率の上昇である。コロナ禍の2020年、日本の子どもの自殺数は統計史上最多（前年比30％増）となり、以後、その数は高止まりしたまま、2024年に過去最高となった。そして虐待・貧困・ヤングケアラーの問題など、子どもをめぐる社会問題は多様化・複雑化している。

　子どもたちは、その原因となった社会状況を生み出したわけでも、またその抜本的な解決策を講じることができるわけでも、そしてその場から立ち去ることができるわけでもない。それは、海外における戦禍を見ても明らかである。社会の構造の歪みに真っ先にさらされ、狭間に陥るのは子どもである。子どもは自ら集団としてムーブメントを起こせない。生命倫理（バイオエシックス）が、患者の権利運動から興ったことを考えれば、子どもの、個としてだけではなく、集団としての脆弱性が際立つ。小児の生命倫理について議論するに際し、このことを必ず念頭に置いておきたい。

(2) 時相の問題

　子どもは多くの場合、自らのいのちに関わる医療をめぐる問題について、自身で理解し、意向を表明することができないので、周囲の大人が子どもを慮って判断することになる。それはつまり、大人は、自身が見ることのない未来を生きる子どものいのちについて、現時点での既存の事実や価値に基づいて、判断を下すということである。この限界に留意が必要である。現場においては、常に現時点での最善の個別解を見いだす努力を尽くすしかないが、これら一つ

ひとつの個別の議論の積み重ねの先に、新しい社会の在り方が立ち現れる。いま子どもたちが暮らす社会をつくったのは、先に生まれた私たちである。だからこそ謙虚に、これから先、私たちはどのような社会を次世代に引き継ぎたいか、という視点に立った討議も求められている。

(3) 国際的規範における権利主体としての子どもの位置

　子どもはどのような権利主体として守られているのであろうか。代表的な国際的な文書を三つ挙げて確認しておきたい。

1) 児童の権利に関する条約（1989年国連総会採択、1994年日本批准）

　生存の権利・発達の権利・自由の権利・保護の権利・参加の権利の5つの基本的権利を規定している。子どもを保護の対象とするのみならず、意見表明するなど権利行使の主体として位置づけている。そして締約国に、子どもの最善の利益を第一義として、法の見直しなども含めた適当な立法上及び行政上の措置をとることを求めている。

2) 世界医師会「ヘルスケアに対する子どもの権利に関するWMAオタワ宣言」
　（1998年第50回WMA総会採択、2009年修正）

　「患者の権利に関するWMAリスボン宣言」の小児版といえる。リスボン宣言が掲げる患者の権利について、子どもにも認め、入院中の子どもへの配慮・虐待対応・健康教育などに言及されている。2009年に、ヘルスケアに限らない子どもの健康な発達のために求められる基本事項に内容が修正され、名称も「子どもの健康に関するWMAオタワ宣言」に改められた。

3) 「病院の子ども憲章」（1988年採択）

　オランダのライデンで開催された第一回病院のこどもヨーロッパ会議において合意され、病院のこどもヨーロッパ協会加盟団体（日本の団体も加盟）が本憲章の実現を目指して活動している。「病院の子ども憲章」は10条から成るが、中でも重きを置かれているのが、在宅ケアの優先（1条）、親に付き添っ

てもらえる権利（2条）、親がケアに参加することの奨励（3条）など、子どもが希望に反して親から引き離されないことである。日本の各小児医療機関においてもそれぞれの「子ども憲章」「子ども患者権利章典」などが掲げられている。

　日本小児科学会も「医療における子ども憲章」（2022年8月）を提示し、「入院しているこどもの家族の付き添いに関する見解」（2024年7月）を示し、「こどもと家族が共にいることは権利であるだけでなく、メンタルヘルスの安定につながり治療的観点からも有益」「付き添いありでも、付き添いなしでも（中略）どちらを選択しても、こどもと家族の well-being が保障される病院環境の整備、診療報酬の見直し、社会制度の変革を望みます」と提起している。

(4) 国内の主要な法・取り組みにおける子どもの位置
　子どもの権利は、漫然と謳うだけでなく、子ども自身が成長過程において権利の主体者として自覚するよう促すこと、そして社会は子どもの権利を尊重することに注力しなければならない。医療現場においても、子どもがこれらの権利を通じて守られ、同時に権利を行使するとは実際どのようなことなのか、具体的に検討し、支援していかなければならない。以下、国内における主要な法や取り組みにおいて、どのように具体化されているか確認してみる。

1）成育過程にある者及びその保護者並びに妊産婦に対し必要な成育医療等を切れ目なく提供するための施策の総合的な推進に関する法律（成育基本法）（2018年公布、2019年施行）
　妊娠期に始まり、小児期、思春期を経て成人に至る一連の成育過程において、子どもたち一人ひとりの健やかな発育を目指し、個別の医療のほか、公衆衛生学的な視点や、教育、福祉等の幅広い分野において、従来の主な施策と今後期待される施策を連携し、子ども・子育てのサポートを一層推進するための理念法である。「児童福祉法」「障害者基本法」「男女共同参画社会基本法」「自殺対策基本法」、そして「こども基本法」を含む21の法律に規定される計画を包括している。

2）医療的ケア児及びその家族に対する支援に関する法律（医療的ケア児支援法）（2021 年公布・施行）

「医療的ケア児支援法」は、「医療技術の進歩に伴い医療的ケア児が増加するとともにその実態が多様化し、医療的ケア児及びその家族が個々の医療的ケア児の心身の状況等に応じた適切な支援を受けられるようにすることが重要な課題となっていることに鑑み、医療的ケア児及びその家族に対する支援に関し、基本理念を定め、国、地方公共団体等の責務を明らかにするとともに、保育及び教育の拡充に係る施策その他必要な施策並びに医療的ケア児支援センターの指定等について定めることにより、医療的ケア児の健やかな成長を図るとともに、その家族の離職の防止に資し、もって安心して子どもを生み、育てることができる社会の実現に寄与することを目的とする」法律である（第1条）。

「医療的ケア児」とは、日常生活及び社会生活を営むために恒常的に医療的ケアを受けることが不可欠である児童をいう。「医療的ケア」とは、人工呼吸器による呼吸管理、喀痰吸引その他の医療行為をいう。医療的ケア児及びその家族に対する支援は、医療的ケア児の日常生活及び社会生活を社会全体で支えることを旨として行われなければならないとされ、保育・教育の拡充と相談体制の整備を推進することが目指される。国や地方自治体が医療的ケア児の支援を行う責務を負うことを日本で初めて明文化した法律として意義がある。

(5) こども家庭庁（2023 年 4 月発足）

成育基本法の附則に規定された新たな行政組織として設置された。以下に述べるこども基本法の基本理念に則った国の責務としてのこども施策に関する基本的な方針、こども施策に関する重要事項、こども施策を推進するために必要な事項について定めた「こども大綱」（2023 年 12 月策定）が策定された。

(6) こども基本法（2022 年公布、2023 年施行）

こども基本法は「日本国憲法及び児童の権利に関する条約の精神にのっとり、次代の社会を担う全てのこどもが、生涯にわたる人格形成の基礎を築き、自立した個人としてひとしく健やかに成長することができ、心身の状況、置か

れている環境等にかかわらず、その権利の擁護が図られ、将来にわたって幸福な生活を送ることができる社会の実現を目指して、社会全体としてこども施策に取り組むことができるよう、こども施策に関し、基本理念を定め、国の責務等を明らかにし、及びこども施策の基本となる事項を定めるとともに、こども政策推進会議を設置すること等により、こども施策を総合的に推進することを目的とする」法律である（第１条）。

　子どもの基本的人権の保障、養育の保障、教育を受ける機会の保障、社会参加の保障などが盛り込まれている。子どもの最善の利益が優先され、父母その他の保護者が養育について第一義的責任を有することが明示された。なお「こども基本法」において「こども」とは「心身の発達の過程にある者」とされ、この法律に基づく「こども大綱」においても18歳や20歳といった年齢で必要なサポートが途切れないよう、子どもや若者がそれぞれの状況に応じて社会で幸せに暮らしていけるように支えていくことが目指されている。

２．小児医療の倫理をめぐる重要な概念・アプローチ

　ここからは、小児医療における倫理的な議論の前提となる主な概念・アプローチについて整理する。

（１）子どもの最善の利益
　児童の権利に関する条約あるいはこども基本法は、「子どもの最善の利益」の追求を第一義としている。小児医療の実践においても、子どもの最善の利益の追求こそが、目的ともいえる。しかし、子どもの最善の利益とは何かということについて、一般化できる唯一の既存の解はない。そもそもそれが子ども本人にしかわかり得ない主観的なものなのか、第三者にも客観的に捉え得るものなのか、議論は未だ収束していない。
　子どもの最善の利益の追求とは、子どもが得られる利益を享受し、持てる力を最大限に発揮できるようにとその子どもの理想を追求することでありつつ、実際には同時に、理想とは言えずとも、最低限、子どもに不利益が及ばないよ

うに子どもを守らんと模索する道のりでもある。多様な意見が行き交う議論の場において、いずれの視点も重要である。子どもの最善の利益はきわめて個別性が高く、それぞれの現場において、目の前の子どもと関わる者たちが、そのいのちを見つめながら底上げ的に議論することによって創成されるものであろう。

(2) 医療における子どもの自己決定の能力

　医療における子どもの同意能力・自己決定能力の有無の判断については、明確な基準は示されていない。社会通念に照らし、例えば、義務教育修了・遺言の作成・臓器の提供意思表示などが可能な年齢15歳以上を目安に、おおむね15歳前後から一定の判断能力があると考えるのが一般的である。これに照らし、最終的な判断は個別の医療現場の判断に委ねられているのが現状であり、決定する内容によっても都度判断は異なり得る。例えば、服用する薬の剤型の選択であれば幼児～学童でも可能であるが、生命や生殖に影響を及ぼすような重大な決定であれば相応の精神的成熟が求められる。また、標準的医療において推奨される治療に同意するよりも、それを拒否するにはより高い能力が求められると言われる。

　精神的な成熟度については、年齢や知的能力のみならず、それまでの子どもの経験を参照することも重要である。例えば、同じ14歳のがん患者であっても、幼少期にがんを発症して何度も再発を繰り返して現在に至っている患者と、14歳で初めてがんを発症した患者とでは、医療に関わる経験が異なり、それが自己決定に及ぼす影響も異なる。慢性疾患を持つ子どもの場合、乳幼児期・学童期・思春期・成人期にまたがる本人の成長に合わせ、家族や医療者による代理の意思決定から本人自身による意思決定へ移行する支援のパラダイムシフトが必要である。現時点の治療のみならず、将来の自律性を想定し、本人が自身の意思を表明できる決定者となれるように子どもの成長を促し、育てることも、重要な視点である。

　また、障害を持つ子どもの中でも、出生時より知的障害・発達障害を持つ場合、成長途中で知的退行や不可逆的な知的障害が生じた場合、身体的な疾患や

障害は進行しても成長とともに自己決定が可能となる場合とでは、意思決定支援の在り方や課題も異なる。そして、法的根拠はないとはいえ、可能な限り、子どもの年齢や発達に応じてわかりやすく状況を説明し、幼い子どもであっても医療についての賛意つまりインフォームド・アセントを得る手続きは、倫理的に重要である。

(3) 共同（協働）意思決定

インフォームド・コンセント（第2章参照）は非常に重要な概念であるが、医療者と患者・家族が、情報提供者と決定者という単純な対立構造に陥りやすい。とくに患者が子どもであることを想定した場合、医療者と患者の対等な関係性は構築されにくい。そもそも成人であっても、疾患等に関わる説明を受けただけで、病名としての疾患を個別経験としての病として理解し、受け止め、その上で自身の最善の利益を見いだし、医療に関する意思を形づくり表明することは容易ではない。

このインフォームド・コンセントの限界を克服するのが、共同（協働）意思決定という考え方である。子どもと家族と医療者の三者が、それぞれに持てる力と願いを持ち寄り、子どもにとっての最善の利益を追求し、それに見合う医療・ケアの方針を見いだす道のりである。この共同（協働）意思決定アプローチは、子どもが自身の病に向き合い、主体的に医療に取り組むことを後押しするとも言われている。

(4) 子どものための代理意思決定──家族と医療者の協働

例えば高齢認知症患者のための代理意思決定においては、本人の意思を本人にとっての最善を判断する基準とし、家族と医療者はそれまでの本人の在り方などから、本人の現在の意思を「推定」し、それを尊重する。一方、患者が新生児、乳幼児あるいは出生時より重度の知的障害を持つ場合などには、本人の意思を推し量ることは難しく、両親と医療者は「代弁者」として、どうすることが本人にとっての最善だろうかと問い、それを医療やケアに反映させるしかない。それは、関わる大人が単に子どもに代わって決めるのではなく、あくま

で子どものために決めることでなければならない。言葉で表明できずとも、一人ひとりの子どもには、「抱っこしてほしい」「痛いのは嫌」など意向や希望はある。医療者や家族は子どもの心地・感情・身体的状態の変化などを細やかに観察し、汲みとる努力が求められる。

　ここで両親は、子どもを守り育てることをめぐる責任と義務を負いつつ、「親権」という言葉が示すように権利の主体者ともいえる。しかし法的に、子どもの医療に対する両親の同意あるいは代諾の権利の性質は明らかではない。両親は、我が子に対する治癒への希望のみならず、それが叶わないならせめて穏やかな時間を、そしてそれも尽きるときは最後が穏やかであるようにと、つねに層状の希望と大きな不安、重い判断を担う責任感、病から守れなかったという罪悪感や苦悩など、非常に複雑で多面的な想いを抱えている。そして同時に他の家族や自身の身体的・経済的な負担も負っている。何よりも我が子の苦しみは、我が身の苦しみでもある。医療現場において両親は子どものケアを担う人でありながら、同時にケアを要する人でもある。

　医療者は、両親が子どもの最善に適う医療・ケアの在り方を見いだす重要な役割を果たせるよう、多職種による多面的・包括的な支援を提供することが重要である。このとき、子どもを支えることと、家族を支えることは位相が異なる。「子どもと家族のために」ではなく、「子どものために家族とともに」歩む協働が実践されることが望まれる。そして信頼関係に基づく両者の協働作業の先に、子どもにとっての最善の方針が見いだされることが理想である。実際に、両親と医療者がさまざまな判断の任をそれぞれがどれくらいずつ担うのか、その分かち合いは綱引きのように、個々の子ども・家族あるいは課題ごとに調整されることが望まれる。一方で、この過程を辿ったとしても、実際に、真にその子どもにとっての最善の利益に近づき得たのか、検証することは難しい。あくまで子どもを主眼に、真摯に議論が尽くされることが、最終的な選択と決定について説明責任を果たすことになる。

3．小児医療領域における倫理的な議論

以下、小児医療領域において倫理的な議論を要する具体的なトピックについて、いくつか提示してその論点を概観する。

(1) 告知

重篤な疾患を持つ子どもへの告知は、病名の告知・予後の告知のいずれにしても、子どもが、正しい事実の上に自らの意思や希望を見いだすための後押しとして、重要な支援である。児童の権利に関する条約に基づく参加の権利の実現にもつながる。また死が迫っている場合、幼い子どもであっても、残された時間が限られている肌感覚を持ち合わせているものである。このとき告知により、死への覚悟を一人で背負わせない、つまり子どもと周囲の人びとが同じ土俵にいることを分かち合える意義も大きい。

両親が子どもへの告知を拒むとき、医療者は、その苦渋の想いに寄り添いながらも、子どもにとっての告知の意義を丁寧に説明する必要がある。一方で、告知は一つの支援の方法であり、必ずしも子ども全員に突きつけるべきものではない。何のために告知をするのか、裏を返せば、なぜ子どもが知る必要があるのか、告知されなければ叶わないことは何か、医療者間及び家族との間で慎重に議論をする必要がある。

(2) 医療ネグレクト

日本において児童虐待は大きな社会問題であるが、その虐待の一種である医療ネグレクトは、子どもが医療を必要とする状態にあるにも関わらず、保護者が子どもに適切な医療を受けさせないものをいう。医療ネグレクトへの対応は、子どもへの対応・保護者への対応・児童相談所との連携が3本柱となる。子どもの生命・身体・精神に重大な被害が生じる可能性が高いと判断される際には、最終的に児童相談所を介して、親権喪失あるいは親権停止審判の請求を検討せざるを得ない場合もある。

しかし子どもと保護者を分離する判断は重いものである。保護者が拒む治療の医学的妥当性の判断が困難な場合もある。保護者と医療者が合意に至らない場合、医療・ケアチームにおいて可能な限り科学的な根拠を持って判断すること、保護者の意向を丁寧に聞き取ること、可能であれば第三者の立場が含まれる組織内の倫理委員会などで協議すること、場合によっては他院への紹介も含めた連携を検討することが必要である。

　以上のような対応は、保護者の宗教的な理由による子どもへの輸血拒否についても同様である。一般的な子どもの養育には問題はないにもかかわらず、短絡的に医療ネグレクトと断じてしまうのではなく、「宗教的輸血拒否に関するガイドライン」及びフローチャート、院内ガイドラインなどに則り、丁寧な説明と、あくまで子どもの最善の利益を追求する対話を継続しつつ、多機関・多職種連携に努めることが求められる。

(3) 母体血を用いた非侵襲性出生前遺伝学的検査――新型出生前診断 NIPT
 　(Non-Invasive Prenatal genetic Testing)

　検査の詳細については第9章を参考にされたい。ここでは小児科の観点からいくつか論点を紹介する。

　NIPT は本来、出産に備える妊婦及び胎児・パートナー・家族の支援を目的とした検査である。検査の結果を受けて、妊婦が妊娠の継続に関する判断をするとき、いずれの選択も妊婦が安心して選べる状況が保証されていなければならない。したがって、重篤な疾患や重度の障害を持つ子どもを安心して産み、育てることができる社会の土壌の醸成への努力がきわめて重要である。

　また、妊婦及びパートナーの意思決定を支援するに際し、子を産むこと・産まないことに関わる妊婦の自律は尊重されなければならないことは言うまでもない。しかし障害や疾患の有無で子どもを選別することまでが、妊婦の自己決定の権利に含まれるのかどうかについては、より社会に開かれた議論が求められている。

(4) 妊孕性温存療法

　妊孕性温存療法とは、将来自分の子どもを授かる可能性を残すために、がん治療による影響を受ける前に、卵子や精子、受精卵、卵巣組織の凍結保存を行う治療を指す。がん治療の進歩により、AYA 世代がん患者の生存率が向上し、その長期的な予後の QOL（Quality of Life）が重視されるようになった背景がある。

　しかし AYA 世代のがん患者は、いのちに関わるがんの告知を受けたと同時に、将来の妊孕性の喪失の可能性にも直面し、現在のがんの治療のみならず、まだ来ない未来、来ないかもしれない未来のための治療について、限られた時間の中で決断しなければならない。それゆえに、多くの専門家・多職種による支援と連携が必要である。また、性教育・生殖に関わる自律をめぐる議論・生殖補助医療技術の選択など、統合的な議論が求められている。

(5) 性分化疾患

　性分化疾患とは、胎児期の性分化の過程において、性染色体・性腺・内性器・外性器が非典型的な状態を持つ疾患である。出生直後からの外科的形成治療やホルモン療法の介入、また法律上の性の決定に際しては、両親と医療者が話し合い、子どものために代理意思決定が行われる。両親にとって、我が子の性分化疾患の診断がもたらす戸惑いや不安は大きい。その中で我が子の将来に関わる大きな判断を担うことになるため、多職種による細やかな支援が重要となる。

　一方、出生～小児期に、将来の性同一性（性自認）や妊孕可能性などを確実に予測する方法はないため、どんなに丁寧に議論を尽くしても、その子どもが成長したのちに、性自認と自身の身体、法律上の性が一致せず、個人のアイデンティティに関わる問題や社会生活に支障を来たすことも起こり得る。成長した子ども本人にとり、自分が出生した時から両親と医療者が考えを尽くし、協議してきたことが診療録に残されていることはきわめて重要となる。医療的介入のタイミング、そもそも自己の性別を決定する権利の所在などについて、今後の議論の成熟が待たれる。

(6) 小児の脳死下臓器提供

2010年に「改正臓器移植法」が全面施行され、家族の承諾をもとに生後12週以上15歳未満の子どもからの脳死下臓器提供が可能となった。2022年には「『臓器の移植に関する法律』の運用に関する指針（ガイドライン）」が改正され、それまで「知的障害者等の臓器提供に関する有効な意思表示が困難となる障害を有する者については〔中略〕年齢にかかわらず、当面、その者からの臓器摘出は見合わせること」とされていた件について、法的な不整合を是正する目的で、15歳未満については知的障害があっても家族承諾での提供が可能となった。他方で、虐待により脳死に至った子どもからの摘出は当初より認められていない。

子どもの脳死下臓器提供を検討する際も、あくまで脳死の子ども本人に主眼を据えた決定がなされなければならない。しかし脳死下臓器提供が、いのちを終えんとする子ども本人にとって最善の選択肢であるのか否かについて、その代理意思決定は容易ではない。臓器提供によって、我が子の臓器が他の誰かの身体に生き続けることが、我が子を失った両親の悲嘆の癒しになり得ることは否定されるものではないが、家族のグリーフケアのために臓器提供が行われることは、子ども本人の最善の利益を求める前提から逸れる。自身の意向を表明できない子どもの脳死下臓器提供の決定に至るプロセスの適正性・厳粛性が、脳死下臓器移植医療への社会的信頼の礎となるであろう。

(7) 生命維持治療の方針をめぐる話し合い

医療は万能ではない。現代医療をもってしても、すべての子どもの救命が叶うわけではない。また救命・延命を目指す治療そのものに縮減不可能な形で暴力が内在する。治療がもたらす苦しみは、治癒という結果への期待によって正当化される。しかし救命可能なのか、救命できたとしても合併症や後遺症をどの程度残すのか、母集団での確率論を目の前の子どもにいかに還元できるのか、事前の予測判断は難しい。

医師は、子どもの生命に関わる治療の導入・継続あるいは差し控え・中止をめぐり、複雑な葛藤を抱えながら個別に方針を決断しなければならない。日本

小児科学会の「重篤な疾患を持つ子どもの医療をめぐる話し合いのガイドライン〔2024年改訂版〕」には、医療チーム内及び家族との間で、できるだけ客観的な医学的事実の評価に基づく情報を共有し、その上で、子どもの最善の利益に適う医療・ケアの方針について合意に至る共同（協働）意思決定のプロセスが提唱されている。

救命可能性がきわめて低く、これ以上治療を継続することが子どもの最善の利益に適わないと考えられる場合には、生命維持治療の差し控えや中止を検討することになるが、それは苦渋の選択肢の一つであり、現場における個別の議論の道のりの先に初めて見いだし得るものである。重篤な疾患を持つ子どもについては、診断された時から終末期を経て看取り、その後に至るまで、救命を目指す積極的な治療と並行して緩和ケアが尽くされることが重要である。

おわりに

現代医療は高度に発展を続けている。以前は難治であった疾患にも革新的な治療がもたらされ、また疾患や障害を持ちながら社会の中で暮らせるような機器や技術の開発も進んだ。併せて倫理的課題も複雑化してきた。これまで見てきたとおり、子どもの、とくにいのちに関わる医療・ケアの方針をめぐる判断は容易ではない。子どもは多くの場合、自身のいのちについて何ら表明し得ない。自己決定・自律概念という基盤の上に成り立っている現代医療の現場において、きわめて脆弱な立場にある。高度の医療をめぐる判断は、ときに生まれてくるに値するか否か、生かすに値するか否かと、子どものいのちを選別する眼差しにもつながり得る。

子どもは、そのいのちのすべてを大人に託している。子どもにとっての最善の利益とは何か、共に目の前の子どもを主眼に心を尽くし問い続け、関わる者同士で共有していかなければならない。その真摯な過程こそが辿り着いた方針の正当性を担保する。私たちはこれからも科学・医療の発展に貢献しなければならない。それに呼応して社会の姿勢も否応なく変化するであろう。重篤な疾患や重度の障害を持つ子どもたちの最善の医療の在り方を検討するとき、成

人・小児の領域を超えた現場での実践・経験の共有と、学際的で、かつ社会に開かれた議論が求められている。

　本章に示してきたように、現場における精一杯の個別の熟慮と議論が、社会の見えない天井を引き上げ、すべての人びとが、難病や障害を抱えようとも、多様な生を生きる希望の持てる社会を創ることを期待する。

参考文献

家永登・仁志田博司責任編集『周産期・新生児・小児医療』（シリーズ生命倫理学第7巻）丸善出版 2012 年。
甲斐克則編『小児医療と医事法』（医事法講座第7巻）信山社 2016 年。
窪田昭男・齋藤滋・和田和子編『周産期医療と生命倫理入門』メディカ出版 2014 年。
玉井真理子・永水裕子・横野恵編『子どもの医療と生命倫理――資料で読む〔第2版〕』法政大学出版局 2012 年。
日本小児科学会「重篤な疾患を持つ子どもの医療をめぐる話し合いのガイドライン〔2024年改訂版〕」(https://www.jpeds.or.jp/uploads/files/20240802_hanashiaiGL.pdf) 2024 年。

第 14 章　精神科医療

河村　裕樹

はじめに

　本章では、私たちの生活と深く関わりを持ちながらも、さまざまな倫理的課題を有する精神科医療を取り上げる。

　精神科医療が治療の対象とする精神疾患には、統合失調症や双極性障害、うつ病や発達障害などがある。これらの疾患には、がんや糖尿病などの身体疾患とは異なり、ある状態を疾患と見なすかどうかについて、多くの人が同意する基準を見いだせていないという特徴がある。これが、精神疾患の治療を難しくさせている要因のひとつとなっている。

　例えば、がんであれば体内の細胞を採取してがん細胞の有無を調べればがんかどうかを判断できるし、糖尿病であれば血液を採取して特定の値が基準を満たせば、糖尿病であると診断できる。しかし精神疾患の多くは、解剖しても特定することはできないし、目安となるような値も存在しないことがほとんどである。もし精神疾患が測定できるとするならば、それは症状を訴える人の訴えを、何らかの基準で数値化して計測することで可能となるだろう。だが、人の言動を数値化するための、誰もが納得できる基準を設定することはできそうにない。

　また精神疾患の治療にあたっては、特別な事情がない限り機器装置は必要なく、まずは日常生活における治療がメインとなる。日常生活における精神疾患の治療は、慢性疾患の治療と同様に家庭がベースとなって行われるが、このこ

とが、かえって家族の負担となってしまいかねない。とくに、患者本人が自身を精神疾患だと思っていない場合には、測定可能で明確な診断基準を提示することができないまま、治療に抵抗する患者を説得するという課題も生じることがある。また、症状として衝動的な行動を起こしてしまう場合には、身体的な拘束を余儀なくされることもある。

　このような特徴を有する精神疾患の治療は、さまざまな倫理的課題を引き起こすに至った。以下では、日本における精神科医療に特徴的な倫理的課題を取り上げていく。その際、精神科医療における倫理的課題が精神科医療の歴史的な展開と大きく関わっていることから、これを跡づける仕方で論を進めていく。

１．精神科入院治療の倫理的課題

（１）精神科病院の入院構造

　日本の精神科医療における倫理的課題を考える上で重要となるのが、精神科病床数の多さである。日本における最初の精神科病院は、1875 年に開院した京都癲狂院（てんきょういん）といわれる。精神科病床数は 1900 年前後に全国で約 2,000 床に過ぎなかったが、1930 年代に入ると増加を見せ、戦前のピークは 1941 年の約 2 万 4,000 床であった。戦争を挟んで 1950 年代に急伸し始め、1961 年に 10 万床を超え、1967 年に 20 万床、1994 年には 36 万 2,000 床を数えるまでに至り、その後減少傾向にあるものの、2023 年現在においてもおよそ 30 万床があるとされる。これは OECD 加盟国 36 か国全体の精神科病床数の約 4 割を占めるとされる。

　今日では精神科医療における倫理的課題の要因として、精神科病床数の多さが問題視されているが、精神科病院の設置が進む前は、その少なさが問題を引き起こしていた。とくに、20 世紀前半において行われていた「私宅監置」は、精神疾患患者の処遇をめぐる重大な倫理的課題をともなうものであった。私宅監置とは、精神疾患を患う患者を精神科病院に収容する代わりに、家庭内の一室や物置小屋などに隔離収容し、その保護を家族が担うとともに管理を国が行うという制度である。私宅監置下の居住環境は劣悪を極めたとされ、十分な医

療はおろか人間的な生活すら保障されていなかったという。

　私宅監置を制度化した精神病者監護法は、自傷他害の恐れのある者を本人の同意によらずに強制収容する運用上の手続きを定め、これは今日の措置入院制度の原型と見なされている。精神病者監護法には「医療」・「治療」に関わる条文がなかったことから、1919年に公立の精神科病院設置とそこでの治療を促すという目的のもと、精神病院法が作られた。しかしながら、公立精神科病院の設立は進まず、戦後1950年に精神病者監護法と精神病院法は廃止され、治療に重きを置いた精神衛生法が制定された。この精神衛生法のもとで民間精神科病院の建設・運営に対する国庫による手厚い給付が行われるようになり、一気に民間精神科病院の数が増えることとなる。

　この過程で、精神科病床の医師配置を一般病床の3分の1、看護職員の配置を3分の2で可とする通称「精神科特例」と呼ばれる厚生省事務次官通知が出された（1958年）。この精神科病院医療従事者の定員に関する特例により、精神科病院を運営するコストを抑えることが可能となり、民間精神科病院数と精神科病床数が増加していった。他方で、慢性的な人員不足による医療の質の低さや、安易な患者の権利侵害などの問題が生じた。そして、定員の基準を緩める代わりに診療報酬は低く設定されたことから、病院はますます利益を追求せざるを得なくなった。その結果、病床稼働率を高水準で維持するために患者を退院させずに長期間入院させるという、精神科医療の構造ができあがってしまったのである。

　多くの精神医療史研究が、精神科病床のみを有する精神科単科病院の病床数の約9割が民間の精神科病院であることを根拠に、営利主義的な病院運用と公的責任の欠如を指摘してきた。だが近年では、公費入院患者の多さなどから、民間の精神科病床とはいうものの、その実際は公的かつ政策的に誘導されて形成されてきた一面があったことを指摘する研究もある。

(2) 精神科入院の形態と倫理的課題

　このような制度的背景のもとで増加した精神科病床数であるが、その根幹に公的な関与と家族の負担軽減という側面の存在が実証的に明らかにされてい

る。今日に至る精神科入院構造における国の公的責任が明らかになったと同時に、家庭という私的な場所と公的な場所の双方から精神科病院へと追いやられた患者たちの立ち位置をめぐる倫理的課題を、改めて私たちに突きつけている。

　家族の存在は、精神科医療が有する倫理的課題と密接な関係にあり、関連する法体系にも影響を及ぼしている。その典型が、精神科病院への入院に際して必要となる同意と家族との関係である。私宅監置を制度化した精神病者監護法と、公立精神科病院の設置とそこでの治療を推進するために制定された精神病院法に代わり、1950年に精神衛生法が制定された。精神衛生法のもとでの精神科入院は、私宅監置が禁止され（例外的に沖縄県では、日本に復帰する1972年まで私宅監置が行われていた）、患者が医療機関において適切な治療を受けられることが定められた一方で、行政主導によって自傷他害の恐れのある患者を公安的な観点から入院させる「措置入院」という入院形態が定められた点に特徴がある。

　当時の入院形態は大きく3つ存在した。第1に、精神疾患を患っていると判定された者が自傷他害の恐れがあるときに、2人以上の精神科医による精神衛生鑑定の診察結果が一致すれば、知事によって強制的に入院させることのできる措置入院である。第2に、精神科病院の長が必要を認め、保護義務者が同意すれば、患者本人の同意がなくとも入院させることのできる同意入院である。同意入院における同意は、あくまで保護義務者による同意を意味し、同意がありさえすれば、身体の拘束、麻酔薬の使用、欺罔（ぎもう）（患者をだますこと）などの手段も取ることができた。第3に、患者自身の意思による自由入院である。ただし、精神衛生法には、措置入院と同意入院という強制入院形態のみが明文化されていた。精神衛生法における精神科入院の中心は同意入院であった。家族が主導できる入院形態である同意入院は、患者と暮らすことに限界を迎えている貧困世帯の家族の需要に応えることとなったのである。

　精神衛生法が制定された1950年代後半は、クロルプロマジンをはじめとする抗精神病薬が普及し始めた時期でもある。抗精神病薬は、それまで治療することが難しかった統合失調症に効果を発揮し、患者の社会復帰が現実味を帯びてきた。こうした状況を受け、精神衛生法の改正が検討されるようになった

が、その矢先の 1964 年に、エドウィン・O・ライシャワー駐日アメリカ大使が精神科治療歴のある日本人青年に刺傷される事件が発生した。通称「ライシャワー事件」の発生により、精神疾患患者の「野放し」が批判され、社会防衛のために患者を予防拘禁する「保安処分」を立法化しようとする勢力と、人権侵害であるとして阻止しようとする勢力との間で激しい論争が起きた。その結果、1965 年に改正精神衛生法が成立し、今日の自立支援制度に繋がる通院医療費公費負担制度の創設などが行われた。

　改正精神衛生法は、精神保健法が制定される 1987 年まで続いた。精神保健法制定の背景にあったのが、1984 年に栃木県宇都宮市にある宇都宮病院において発覚した精神科入院患者への暴行殺人事件である。通称「宇都宮病院事件」として知られるこの事件をきっかけに、病院内で患者に対する数々の人権侵害が行われていたり、無資格者による診療行為が横行していたりしたことなどのほか、東京大学医学部精神科との癒着なども明らかにされた。宇都宮病院における深刻な人権侵害は社会問題となり、国際社会からも非難されることとなる。とくに、入院手続における同意や入院患者の処遇に関する法的保護が十分でないことや、長期間に渡る入院が多く、地域社会へと復帰することを促す活動に乏しいことなどが厳しく指摘されることとなった。

　さらに、「宇都宮病院事件」を契機に、多くの精神科病院において、入院患者に対する非人道的な処遇が常態化していることが明らかにされ、社会問題となった。その背景のひとつとして、抗精神病薬の普及によって患者の管理が容易になり、精神科病床への収容が長期化していたことが指摘されている。精神科入院患者に対する非人道的な処遇は、今日においても問題であり続けている。たとえば、2023 年にメディアによって明らかにされた「滝山病院事件」では、患者に対する深刻な虐待だけでなく、実態を知りつつも、人工透析などの特別な医療を必要とする患者を受け入れる滝山病院を頼りにしてきた行政や他の精神科病院のあり様が問われることとなった。

　「宇都宮病院事件」に端を発した精神科入院患者の人権をめぐる議論を受けて、1987 年に精神衛生法は精神保健法へと改正された。精神保健法は、患者本人の同意に基づく任意入院制度や、入院時に書面によって告知を行う告知制

度、入院の必要性や妥当性を審査する精神医療審査会制度の創設のほか、患者の社会復帰支援だけでなく、精神障害者の福祉の増進を掲げている点に特徴がある。同意入院は廃止され、本人の同意能力が症状によって損なわれている場合に対応する医療保護入院という入院形態が新たに導入された。

　精神保健法へと改正されたことによって、精神科入院の形態は大きく分けて、今日の入院形態である①任意入院、②医療保護入院、③措置入院の3つへと再編されたのである。医療保護入院では、入院の必要性について、隔離や身体拘束などの行動制限や、強制的な入院の権限を持つ国家資格として新たに設けられた精神保健指定医による医学的判断に加えて、本人の利益を勘案できる者として、家族等の同意を求める保護義務者（後に保護者）制度も導入された。これに対して措置入院は、都道府県知事や政令指定都市市長の権限による行政処分である。

　1995年の改正で精神保健法は、「精神保健及び精神障害者福祉に関する法律（精神保健福祉法）」となり、いくたびかの改正を経て現在に至る。このようにして、今日の精神科入院の基本形態は、1964年の「ライシャワー事件」を契機に隔離収容へと傾いたものの、1984年の「宇都宮病院事件」を受けて、入院患者の人権と権利擁護ならびに社会復帰支援へと重心を移しつつ作り上げられたのである。

(3) 治療契約や身体拘束をめぐる倫理的課題

　前項で見てきたとおり、日本の精神科入院の形態と運用は、患者の非自発的な入院によって特徴づけられる。非自発的な入院は、治療契約を誰と結ぶかという問題として位置づけることができる。任意入院の場合は、入院する患者本人が入院事由の説明を受けた後に同意書に署名して、医療機関（病院管理者）と治療契約を取り結ぶ。医療保護入院の場合、医療機関は精神保健指定医による診察を行い、家族等との間で同意書を交わし、患者への告知を行う。つまり医療保護入院における治療契約は、医療機関と家族等との間で結ばれるのである。措置入院の場合、医療機関は患者本人や家族等のいずれとも治療契約を結ばず、行政と結ぶことになる。

入院形態別の患者数を見ると、1987年の制定以来、長らく任意入院患者数が半数以上を占めていたが、2021年には医療保護入院患者数（13万940名）が任意入院患者数（12万9,139名）を上回り、措置入院患者数（1,541名）と合わせると、全入院患者数（26万3,007名）の半数以上が、非自発的入院患者ということになる。

　本人の意思によらずに入院させられるともなれば、ときに本人が治療に抵抗することもある。また、自傷他害の恐れなども見受けられる。このような場合は、患者の行動を制限する「行動制限」が行われる。行動制限では、面会・通信・外泊・外出などの制限、隔離室（保護室）と呼ばれる外部と遮断された部屋への収容、身体をベッドなどに固定する身体拘束、さらには小遣いや私物の管理、買い物を病院が行う代理行為などが行われる。

　このように、非自発的入院患者が多数を占め、行動制限が行われることもある精神科入院においては、患者の権利が不当に侵害される恐れがつねにある。そこで患者の権利擁護を担うべく、精神保健法で新設されることになった公的な組織が、都道府県知事のもとに設置される精神医療審査会である。具体的には、精神科病院の管理者から都道府県に提出された文書を5名の専門家が審査し、措置入院や医療保護入院の必要性や処遇の妥当性について判断を下したり、精神科病院の入院患者やその家族からの退院請求と処遇改善請求から成る退院等請求を審査したりする。

　しかしながら精神医療審査会については、書面審査にかかる労力や、合議体の数や開催頻度の自治体間格差のほか、判断基準の未整備などの運営上の課題が指摘されている。また、ただでさえ自発的に入院したわけではなく混乱もしている中で行動制限をされている場合は、退院請求や処遇改善請求がしづらかったり、制度そのものの存在を知らなかったり覚えていなかったりすることなども課題として挙げられる。

　治療契約をめぐる倫理的課題は、入院中の治療とも大きく関わる。行動制限には、隔離と身体拘束があるが、近年では身体拘束の数が急増している。その背景として、①患者層の高齢化、②認知症性疾患の増加、③身体合併症の増加などの疾患構造の変化などが指摘されている。精神科病院内での隔離・身体拘

束を最小限に抑える取り組みとしては、2004年度の診療報酬改定以降に通例化した、院内における「行動制限最小化委員会」という病院内審査機関の設置が挙げられる。複数の医療機関の多様な取り組みが紹介されるようになったが、設置されている医療機関の職員だけで委員会を構成しても構わないとされており、外部の目が入らない可能性が許容されているという制度上の欠陥も指摘されている。

また、身体拘束をめぐる倫理的課題は、疾患構造の変化を受け、精神科医療に限らずひろく医療一般とも大きく関わりを持つようになってきている。精神科以外の診療科に入院している患者について、主治医の判断で精神科に介入を要請した場合に行われる「精神科リエゾンコンサルテーション」がひろく行われるようになってきていることからもわかる通り、精神科による対応が求められるような患者が一般病棟に入院していることは珍しいことではない。そのようなこともあり、精神科病棟と同じような法的規制が存在しない一般病棟において、精神科医による介入に先立って、患者の身体拘束がなされていることも多い。

それでは、治療契約を患者本人が自発的に結ぼうとする精神科外来治療においては、どのようなことが課題となっているのだろうか。

2．精神科外来治療の倫理的課題

(1) 医療化と製薬化

前節では、精神科入院治療における倫理的課題について検討してきた。しかし本書を手に取っている読者にとっては、精神科医療というと「メンタルクリニック」という呼称の方が馴じみあるものとなっているかもしれない。一般にメンタルクリニックとは、精神科を標 榜する診療所のことであり、医療法において診療所は、「患者を入院させるための施設を有しないもの又は十九人以下の患者を入院させるための施設を有するもの」と位置づけられている。

また、2004年に厚生労働省がまとめた「精神保健医療福祉改革ビジョン」において「入院医療中心から地域生活中心へ」という基本方針のもと、診療報

酬の配分見直しなどにより入院外治療の拡充が推し進められ、入院も短期間の集中的な治療が想定されるようになってきた。こうした政策や、疾患構造の変化により、近年では大規模な総合病院でも精神科入院病棟を廃止し、外来診療や精神科リエゾンコンサルテーションに特化する動きも見られる。

　入院によらない精神科診療においては、病棟ではなく患者の日常生活が治療の中心となる。しかし日常生活を治療の対象として組み入れることに対しては、主に1980年代頃より批判的な観点から捉えられるようになっている。その嚆矢となったのが、社会学者ピーター・コンラッドによる「医療化」の研究である。たとえば、今でこそ当たり前のように精神科で治療が行われている子どものADHD（注意欠如・多動症）は、多動といった日常的に見受けられる子どもの「問題」行動を治療の対象と見なすことの正当性をめぐる論争を経て、治療の対象として医療化された歴史を有している。

　また、既に認知されていた疾患の拡大も指摘されている。例えば、うつ病概念の拡大において論争となった状態としてよく知られているのは、気持ちの落ち込みや親しい人を失うことなどによって引き起こされる悲嘆である。多くの人は、身近な人を失ったら悲しむことになる。この意味において、悲嘆は「正常」で「自然」な反応といえるが、うつ病概念の拡大という点でいうと、「病的」な悲嘆と「正常」な悲嘆が存在することになる。この区別は果たして可能なのかどうかという点を中心に論争となった。このように、精神疾患として分類される状態が、そもそも治療の対象かどうかという論争があり、精神科治療そのものの正当性が問われているところに、精神疾患とその治療の特徴がある。

　医療化を促進する要因のひとつとして指摘されてきたのが、製薬企業である。1990年代に開発された「プロザック」というSSRI（選択的セロトニン再取り込み阻害薬）は、副作用が大幅に軽減されながら、効果は従来の薬物と遜色のない「魔法の薬」として、ひろく普及した。日本では未発売であったが、国外では内科などで「手軽に」処方されるようになり、製薬産業による過度な売り込みによって「市場」が拡大していき、製薬企業が大きな利益をあげる、というシステムができあがっているという指摘がなされている。

　そしてこのシステムは、保険診療が中心である日本の精神科医療において

も、保険点数を稼ぐために薬物の処方を多めにしたり、依存性のある薬物をとくにチェックすることなく処方したりする医療機関が現れるなど、社会問題ともなった。一部には、医療を無償で受けられる生活保護受給者を抱き込んで、不正に受診させ、薬を処方することで保険点数を稼ぐ医療機関があったり、手に入れた薬物を違法に売りさばく「患者」が現れたりするなど、社会的な関心を引くこととなっている。

　他方で、メディアなどのさまざまな媒体を経由して精神疾患に関する知識や情報に触れ、自分も精神疾患を患っているのではないかと不安に駆られたり、治すことができるかもしれないと期待したりして、自らの意思で精神科外来を受診する患者も多くなっている。このような状況において精神科医は、患者の要望を踏まえつつ、精神医学的に適切な判断を下して患者に説明しなくてはならない。

(2) 診療場面における共同意思決定

　精神科医をはじめ、医師と患者が診察室で織り成す活動を分析する社会学研究の一領域に、会話分析がある。本項では、会話分析に基づいた精神科外来診療場面研究を簡単に取り上げる。精神科外来診療に限らず診療場面においては、医師の一方的な説明や処方決定などが問題となるほか、医師に要望を伝えにくかったり話を聞いてもらいにくかったりといった患者側の不満が問題とされることが多い。これらは、治療方針や処方内容などの決定に関する共同意思決定の課題として位置づけることができる。それでは、このような課題が指摘される中で、医師と患者はどのように意思決定を成し遂げているのだろうか。

　会話分析と呼ばれる社会学的研究では、精神科医が患者を説得する際に、段階的な説得技法を用いていることが明らかにされている。例えば、精神科医が患者の要望を断る際に、無下に行うのではなく患者にとってのメリットを段階的に述べることで、患者の同意を引き出す技法である。ほかにも、処方薬の副作用に対する懸念を表明する患者に対して、精神科医がさまざまな選択肢を検討しつつ説得し、精神科医が当初提案した投薬内容についての合意形成を図る技法である。このようにして、治療方針や処方内容の決定は精神科医が一方的

に行うものではなく、精神科医と患者が過程を共有することで、共同で成し遂げていくものであることが、具体的なデータを通して明らかにされている。

　精神科の診療場面を分析した研究は少ないが、今後さらに研究が進むことによって、例えば精神科医が、意思表示の難しい患者と共同で意思決定を成し遂げる際の技法を明らかにすることなどが期待される。とくに、治療契約の主体は患者本人であることが望ましいとされる中で、精神科医療をとりまく倫理的諸課題を明らかにするために、精神科医と患者がどのように治療契約を結んでいるかを特定することは、精神科医療を対象とした社会学研究の大きな課題でもある。

(3) 地域精神科医療の倫理的課題

　入院によらない精神科医療を推し進める上で、これまで入院していた比較的病状の重い患者の地域生活をどのように支えるかということが課題となる。精神障害者の日中活動を支える取り組みとして早くから行われてきた精神科医療のひとつに、精神科デイケアがある。精神科デイケアは、地域で生活する精神障害者が定期的に精神科医療を受ける機会を提供するほかに、精神障害者の居場所となって孤立を防いだり、就労などの社会復帰へと至る道筋をつけたりする機能を有する。地域生活を送る精神障害者の受け皿が不足する中、精神科デイケアは患者の社会復帰を支援する重要な役割を果たしてきた。

　しかしながら、精神科デイケアでの倫理的課題もまた指摘されている。2015年には新聞で、精神科デイケアが精神障害者を「囲い込み」、不正に保険点数を得ていたことが報じられた。その後も新聞やテレビで報道され、国会でもこの問題が取り上げられた。新たな貧困ビジネスの闇の舞台として精神科デイケアが取り上げられ、生活扶助・医療扶助・住宅扶助の適正化や、生活保護現場における自立支援のあり方や自立支援医療の見直し、診療報酬（精神科デイケア料）の見直しや引下げなどに波及していった。

　2015年末から、日本デイケア学会などによって精神科デイケア料減算反対運動が取り組まれたが、「長期にわたって頻回にデイケアを利用する患者について、より自立した生活への移行を促す観点から算定要件の見直しを行う」と

いう趣旨の下、2016年4月の診療報酬改定によって精神科デイケア料は減算された。漫然とデイケアを実施している精神科医療機関の在り方のほか、デイケアの治療の内実が改めて問われているといえよう。近年では、精神障害者の就労を支援する就労支援施設もひろがりを見せ、株式会社による積極的な参入が行われている。患者にとっては選択肢が増えたといえるが、精神科病院にとっては診療報酬の減額により、これまでどおり頻回に患者が利用すると赤字になってしまう状況になった。デイケアを居場所とし、就労はまだ現実的ではないと考えている患者が、赤字を避けたい病院の都合により、デイケアから追い立てられるようによその支援施設へ通わざるを得ない事態も生じている。

　一方で、病院に限らず、精神科医療が地域へと展開している別の動きもある。それがACT（Assertive Community Treatment）である。ACTとは「包括的地域生活支援プログラム」と訳される、精神保健福祉医療の仕組みのことである。ACTでは、重たい精神障害を抱えて、頻繁に入院したり長期入院を余儀なくされていた人たちが、病院の外でもうまく暮らしていけるように、さまざまな職種の専門家から構成されるチームが24時間体制で援助を行う。精神障害者が地域で暮らしていくためには、病気そのものや障害そのものを問題にするのではなく、それらが生活をしづらくしているところに焦点をあてて支援すべきであるという考えのもと、その存在が知られるようになった。

　しかし、ACTが誕生した1970年代の初め頃のアメリカでは、脱施設化が強力に推し進められ、巨大な精神科病院が閉鎖されたものの、地域の受け皿が不十分であったために、かえって精神障害者の生活が悪くなり、短期間の頻回な入退院が繰り返される「回転ドア現象」が大きな問題となった。日本でも、いくつかのACTチームが機能しているものの、24時間体制で稼働することの負担は大きく、定着までには至っていない。

　このように病棟を中心とした精神科医療を地域へ移行させるための方法や仕組み、制度の変更がいくつか行われているが、いずれも課題を抱えており、ことはそう簡単ではないということは明らかである。しかし、デイケアや訪問看護ステーション、就労移行支援やグループホームといったさまざまな機能を組み合わせた多機能型精神科診療所もひろがりを見せており、精神科医療をとり

まく倫理的課題への対応と合わせて、今後の動向が注視される。

おわりに

　ここまで、精神科医療の特徴と倫理的課題を、精神科医療の歴史的な展開をたどりつつ取り上げてきた。一連の流れを見ると、精神疾患を患う人たちへの深刻な人権侵害が繰り返し生じ、そのたびに、精神科医療の政策や形態が変わってきたことがわかる。地域移行が進み、従来とは異なる政策や制度の下で精神科医療が展開される中、今後も新たな倫理的課題が生じていくことになるだろう。精神科医療における倫理的課題に取り組むには、個別の事象に十分な注意を向けつつ、その背景にある制度的・社会的背景にも目を向ける必要がある。

参考文献

岡崎伸郎『精神保健医療のゆくえ——制度とその周辺』日本評論社 2020 年。

岡田靖雄『日本精神科医療史』医学書院 2002 年。

河村裕樹『心の臨床実践——精神医療の社会学』ナカニシヤ出版 2022 年。

櫛原克哉『メンタルクリニックの社会学——雑居する精神医療とこころを診てもらう人々』青土社 2022 年。

呉秀三・樫田五郎（金川英雄 訳）『現代語訳 精神病者私宅監置の実況』医学書院 2012 年。

後藤基行『日本の精神科入院の歴史構造——社会防衛・治療・社会福祉』東京大学出版会 2019 年。

佐々木洋子「ADHD をめぐる論争——アメリカと日本の比較」佐藤 純一・美馬達哉・中川輝彦・黒田 浩一郎 編『病と健康をめぐるせめぎあい——コンテステーションの医療社会学』ミネルヴァ書房 2022 年 pp.199-218。

立岩真也『造反有理——精神医療現代史へ』青土社 2013 年。

東京都立松沢病院 編『『身体拘束最小化』を実現した松沢病院の方法とプロセスを全公開』医学書院 2020 年。

西尾雅明『ACT 入門——精神障害者のための包括型地域生活支援プログラム』金剛出版 2004 年。

長谷川利夫『精神科医療の隔離・身体拘束』日本評論社 2013 年。

古谷龍太「多機能型精神科診療所を考える——地域包括ケアの未来像」『精神医療』87 号 2017

年　pp.3-7。

アレン・フランセス（大野裕 監修・青木創 訳）『〈正常〉を救え──精神医学を混乱させるDSM-5への警告』講談社 2013 年。

デーヴィッド・ヒーリー（林建郎・田島治 訳）『抗うつ薬の時代──うつ病治療薬の光と影』星和書店 2004 年。

ピーター・コンラッド、ジョセフ・W・シュナイダー（進藤雄三 監訳）『逸脱と医療化──悪から病いへ』ミネルヴァ書房 2003 年。

A. Horwitz. V., & J. C. Wakefreld *The loss of sadness: How psychiatry transformed normal sorrow into depressive disorder.* Oxford University Press. 2007.

索 引

あ行

iPS 細胞　140
あっせん　97
アドバンス・ケア・プランニング（Advance Care Planning：ACP）　28
アドバンス・ディレクティブ（Advance Directive：AD）　27
アルバート・R・ジョンセン　3, 55
安楽死　65
ES 細胞　140
医師による自殺幇助　66
医師の職業倫理指針　24
移植学会指針／移植学会倫理指針／日本移植学会倫理指針　101, 165
移植ツーリズム　103
イスタンブール宣言　86, 104
遺伝カウンセリング　132, 178
遺伝子操作　46
遺伝子治療　46, 146
遺伝情報　170
遺伝性疾患　131, 132
医薬品、医療機器等の品質、有効性及び安全性の確保等に関する法律　43, 140
医療・ケアチーム　52, 70, 193
医療化　207
医療における遺伝学的検査・診断に関するガイドライン　174
医療ネグレクト　192
医療保護入院　204, 205
医療倫理学　50
インフォームド・アセント　190
インフォームド・コンセント　5, 15, 39, 161, 190
宇都宮病院事件　203
エンハンスメント　150, 155
エンブリオイド　143
延命措置　66
応用倫理学　2
オビエド条約　146
オフ・ターゲット　147
オプトアウト方式　92
オプトイン方式　92
オルガノイド　143

か行

学用患者　42
家族　23, 190
カレン・アン・クインラン事件　7, 27, 67
川崎協同病院事件　72
患者・市民参画（PPI）　180
患者の権利　5, 9, 79, 185, 205
間接的安楽死　66
カンタベリー判決　19
緩和医療　76
規範倫理学　2, 11
義務論　12
救世主きょうだい　136
共同（協働）意思決定　51, 190, 208
クリスチャン・バーナード　83
ケアの倫理　13
経管栄養　68
ゲノム医療推進法　173
ゲノム情報　170

ゲノム編集　144
研究不正　45
研究倫理　33
顕微授精　113, 114
（公社）日本臓器移植ネットワーク　81, 97
行動制限　204, 205
功利主義　11
国家研究法　6, 36

さ行

再生医療　44, 139
再生医療等の安全性の確保等に関する法律　44, 140
最善の利益　51, 188
差別　173
サルゴ事件判決　18
ザロゲートマザー／ホストマザー　116
三徴候説　88, 89
子宮移植　157, 158, 159
自己決定権　19, 21, 72, 128, 129, 133
自己決定の能力　189
死後生殖　114
自殺幇助ツーリズム　75
自然死法　27, 67
持続的深い鎮静　75
私宅監置　200, 201, 202
児童の権利　185
死ぬ権利　65, 74, 77
清水哲郎　58
重篤な疾患を持つ子どもの医療をめぐる話し合いのガイドライン（2024年改訂版）　196
出生前診断　129, 149

出自を知る権利　112, 115, 120, 122, 159, 167
シュレンドルフ事件判決　18
消極的安楽死　66
植物状態　67, 68, 89
知らないでいる権利　178
自律尊重原則　9, 17
人格尊重の原則　38
新型出生前診断／NIPT　130, 193
人工呼吸器　67, 68
人工子宮　167
人工授精　109, 158
人工妊娠中絶　125, 149
人生の物語り　54
心臓移植　82, 83
心臓死説　89
親族への優先提供　86
身体拘束　204, 205, 206
親等制限　98, 101
診療と研究の境界　36
「滑りやすい坂」論／滑り坂理論　78, 155
正義原則　9, 41
精子提供　110, 145
精子バンク　110
生殖ツーリズム　117
精神科リエゾンコンサルテーション　206
精神保健及び精神障害者福祉に関する法律（精神保健福祉法）　204
生体間（臓器）移植　95, 159, 166
生物学的生命　53
性分化疾患　194
生命維持治療　195
生命医療倫理の四原則　9
世界保健機関（WHO）　86, 104

責任ある研究・イノベーション（RRI）
　172
積極的安楽死　66
遷延性意識障害　89
善行原則　9, 40
全脳死説　88
臓器移植　81, 84, 159
臓器移植コーディネーター　87
臓器提供意思表示カード　87, 90
臓器の移植に関する法律（臓器移植法）
　81, 100
臓器売買　95, 100, 103
措置入院　202, 204, 205
尊厳　11, 21, 119, 122, 148, 172
尊厳死　65, 66

■ た行

体外受精　113
大脳死説　88, 89
代理　25
代理意思決定　190
代理出産　115, 158, 159
竹内一夫　84
竹内基準　84
多職種連携　52, 193
タスキギー梅毒事件　6, 35
着床前診断　125, 134, 144, 149, 152, 179
中絶　125
長期脳死　89
治療契約　204, 206, 209
治療中止　67, 68, 72
ディオバン事件　43
DTC 遺伝子検査　179
デザイナーベビー　146, 150, 154

デュアルユース　47
同意入院　202, 204
東海大学医学部付属病院事件　69, 71
ドーピング　151
特定胚の取扱いに関する指針／特定胚指針
　142, 143, 153
徳倫理学　13
ドナー　82, 83, 95

■ な行

中山案　85
中山太郎　85
731部隊　42
ナラティブ　58
肉体的苦痛　71, 73
日本医師会　16, 22, 24
ニュルンベルク綱領　34
任意入院　203
妊娠高血圧症候群　117, 118
妊孕性温存療法　194
脳幹死説　88
脳死　82, 83, 88, 158
脳死下臓器提供　195
脳死説　88
脳死体　81, 83, 165
脳死とされうる状態　87
脳死判定基準　84, 88
脳死臨調　85

■ は行

パーソン論　126
胚提供　115
パターナリズム　5, 17
発症前診断　175

バルセロナ宣言　9, 10
ヒトゲノムと人権に関する世界宣言　146, 172
ヒトに関するクローン技術等に関する法律　142
ヒト胚の取り扱いに関する基本的な考え方　141
人を対象とする生命科学・医学系研究に関する倫理指針　43, 174
非発症保因者診断　177
ヒポクラテスの誓い　34
フィクション　26
プライバシーの権利　21, 67
ヘルシンキ宣言　34
ベルモント・レポート　6, 36
ヘンリー・ビーチャー　6, 35
保安処分　203
包括的地域生活支援プログラム　210
法的脳死　87, 88
母体保護法　126, 128, 129, 132

ま行

ミトコンドリア置換　139, 151
物語られるいのち　53

や行

優生学　5, 149
優生政策　5
羊水検査　130
4分割法　55

ら行

ライシャワー事件　203
卵子提供　120, 145, 159
卵子バンク　121
リビング・ウィル（Living Will：LW）　27
臨床研究法　44
臨床倫理学　49
臨床倫理検討シート　58
臨床倫理コンサルテーション　54
倫理学　1
倫理的・法的・社会的課題（ELSI）　169
倫理理論　1, 11
レシピエント　82, 98

わ行

和田心臓移植事件　83, 84

執筆者紹介（五十音順）

秋葉峻介（あきば　しゅんすけ）
所属：山梨大学大学院総合研究部医学域総合医科学センター
職位：講師
学位：博士（学術）
担当章：第2章・第4章

川﨑優（かわさき　ゆう）
所属：愛知医科大学医学部
職位：講師
学位：修士（文学）
担当章：第9章

河村裕樹（かわむら　ゆうき）
所属：松山大学人文学部社会学科
職位：講師
学位：博士（社会学）
担当章：第14章

木矢幸孝（きや　ゆきたか）
所属：東京大学医科学研究所ヒトゲノム解析センター公共政策研究分野
職位：助教
学位：博士（社会学）
担当章：第12章

笹月桃子（ささづき　ももこ）
所属：早稲田大学人間科学学術院
職位：教授

所属：九州大学大学院医学研究院（成長発達医学分野）
職位：共同研究員
学位：医学博士
担当章：第13章

鍾宜錚（じょん いじぇん）
所属：熊本大学大学院生命科学研究部生命倫理学講座
職位：助教
学位：博士（学術）
担当章：第5章

神馬幸一（じんば こういち）
所属：獨協大学法学部
職位：教授
学位：LL.M., University of Bern
担当章：第6章

吉田修馬（よしだ しゅうま）
所属：上智大学
職位：特任准教授
学位：修士（哲学）
担当章：第1章

宍戸圭介（ししど けいすけ）
所属：岡山大学学術研究院ヘルスシステム統合科学学域
職位：教授
学位：博士（法学）
担当章：第7章

三重野雄太郎（みえの　ゆうたろう）
所属：佛教大学社会学部公共政策学科
職位：准教授
学位：修士（法学）
担当章：第10章・第11章

吉田一史美（よしだ　かしみ）
所属：日本大学生物資源科学部
職位：専任講師
学位：博士（学術）
担当章：第8章

脇之薗真理（わきのその　まり）
所属：藤田医科大学 橋渡し研究統括本部　橋渡し研究シーズ探索センター
職位：助教
所属：国立長寿医療研究センター 先端医療開発推進センター　研究倫理管理室
役職：室長
学位：法務博士（専門職）
担当章：第3章

■編著者紹介

三重野　雄太郎（みえの　ゆうたろう）
　　　　佛教大学社会学部公共政策学科　准教授
【学位】修士（法学）
【専門】法律学（医事法・刑法）、生命倫理学
【経歴】中央大学法学部法律学科卒業。早稲田大学大学院法学研究科修士課程公法学専攻刑法専修修了、同博士後期課程単位取得満期退学。
【業績】「ドイツにおける生殖医療と法的ルール」甲斐克則編『医事法講座第5巻　生殖医療と医事法』（2014・信山社）、「先端生命科学技術の刑事規制に関する法益論的一考察——着床前診断とゲノム編集を素材に——」只木誠ほか編『甲斐克則先生古稀祝賀論文集下巻——医事法学の新たな挑戦』（2024・成文堂）など。

秋葉　峻介（あきば　しゅんすけ）
　　　　山梨大学大学院総合研究部医学域総合医科学センター　講師
【学位】博士（学術）
【専門】生命・医療倫理学、臨床倫理学、死生学
【経歴】一橋大学大学院社会学研究科総合社会科学専攻博士後期課程単位修得満期退学。立命館大学大学院先端総合学術研究科先端総合学術専攻一貫制博士課程修了。
【業績】『生／死をめぐる意思決定の倫理——自己への配慮、あるいは自己に向けた自己の作品化のために』（2024・晃洋書房）、「本人の意向を尊重する共同意思決定のために」会田薫子編『ACPの考え方と実践——エンドオブライフ・ケアの臨床倫理』（2024・東京大学出版会）、「ケア倫理における家族に関するスケッチ——「つながっていない者」へのケアに向けて」小西真理子・河原梓水編『狂気な倫理——「愚か」で「不可解」で「無価値」とされる生の肯定』（2022・晃洋書房）など。

概説　生命倫理学

2025年3月31日　初版1刷発行

　■編著者―三重野　雄太郎
　　　　　　秋葉　峻介
　■発行所―株式会社　大学教育出版
　　　　　〒700-0953　岡山市南区西市855-4
　　　　　電話（086）244-1268　FAX（086）246-0294
　■印刷製本―モリモト印刷㈱

© 2025, Printed in Japan

検印省略　　落丁・乱丁本はお取り替えいたします。

本書のコピー・スキャン・デジタル化等の無断複製は、著作権法上での例外を除き禁じられています。本書を代行業者等の第三者に依頼してスキャンやデジタル化することは、たとえ個人や家庭内での利用でも著作権法違反です。本書に関するご意見・ご感想を右記サイトへお寄せください。

ISBN978-4-86692-339-0